Zorro

Sylvie Monpoint

Zorro

ISBN numérique : 979-10-262-3751-8

EAN papier : 9791026237525

librinova

Courriel : contact@librinova.com
Internet : www.librinova.com

« Nous avons tous un Zorro qui sommeille en nous...
Faisons-le jaillir hors de la nuit. »

INTRODUCTION

Quand j'étais petite fille, comme beaucoup de gens de ma génération, j'étais une inconditionnelle de Zorro. À l'heure précise de notre feuilleton préféré, mes frères et moi nous installions dans les grands fauteuils espagnols du salon, bien calés, dans un silence presque religieux, face à la télévision aux formes rondes, qui délivrait ses images en noir et blanc. Un ciel d'orage, un immense éclair et la musique du générique jaillissait, nous emportant comme tornade dans le monde fascinant de Zorro.

« Un cavalier qui surgit hors de la nuit
Court vers l'Aventure au galop
Son nom il le signe à la pointe de l'épée
D'un Z qui veut dire Zorro.
Zorro, Zorro,
Renard futé qui fait sa loi
Zorro, Zorro,
Vainqueur tu l'es à chaque fois.
Zorro, Zorro, Zorro, Zorro, Zorro
Zorro, Zorro, Zorro, Zorro, Zorro… »

Aujourd'hui, quelques décennies plus tard, je suis toujours fascinée par Zorro et c'est avec un vrai plaisir que je le retrouve, en couleurs, sur mon large écran haute définition. Qu'est ce qui peut donc me plaire tant dans ces histoires qu'on pourrait dire démodées, dont je connais chaque épisode et où il n'y a pas d'enjeu puisque l'on sait à l'avance qu'elles finiront bien ? Est-ce cette *happy-end* que je recherche dans un monde trop violent où des images sanglantes fracassent quotidiennement nos écrans ? Est-ce la beauté pure de la silhouette agile du cavalier noir ? Est-ce la nostalgie de mon enfance envolée ? Mais les autres feuilletons de la même époque me laissent généralement indifférente. Non, à bien y réfléchir, c'est le personnage de Zorro lui-même, tel qu'il est proposé dans la série produite par les studios Disney, qui m'accroche et m'épingle à la pointe de son épée. Alors, après un examen de près, de très près, une recherche de jour comme de nuit, je suis parvenue à percer peu à peu le mystère et à savoir qui se cache, ou se montre, sous le masque de Zorro. C'est le message que j'ai tenté d'inscrire dans ce livre. Ma plume, tout au long de la rédaction de ses pages, a crissé sur le papier blanc, faisant écho, dans ma mémoire, au son singulier de l'épée fendant l'air et griffant l'affiche, le son à trois temps du signe de Zorro.

L'ORIGINE

C'est Johnston McCulley qui crée le personnage de Zorro, en Californie, au lendemain de la première guerre mondiale. Initialement reporter de faits divers pour *The Police Gazette*, il s'oriente, après la guerre, vers l'écriture de romans à sensation, de romans western, et il fait paraître, en 1919, dans le magazine populaire *All-story Weekly*, un feuilleton dénommé « The Curse of Capistrano » (*Le fléau de Capistrano*). Pour la modique somme de dix cents par numéro, le lecteur peut découvrir cette histoire promise à un bel avenir. Située en Californie au début du XIXe siècle, elle met en scène un jeune et riche aristocrate californien, Diego Vega, qui en se glissant sous le masque et la cape, et en préservant le secret de son identité puisqu'il se fait appeler Zorro, va se consacrer à la défense des opprimés. Ce personnage double, anticonformiste et idéaliste, sera, de tous les personnages de McCulley, (écrivain particulièrement prolixe qui nous a offert plus d'une cinquantaine de livres), celui qui connaîtra la carrière la plus extraordinaire. Près d'un siècle plus tard, nul n'a oublié Zorro et, non seulement il continue de faire rêver les enfants, mais il est devenu un personnage mythique sur presque toute la planète.

Après le succès du premier feuilleton publié, Zorro poursuit sa route au travers de trois nouveaux romans qui paraissent dans *Argosy Magazine* (ce magazine ayant succédé à *All story weekly*), entre 1919 et 1931. Mais c'est surtout le cinéma qui s'empare très vite du fascinant personnage masqué. Les tout premiers films sont muets avec, en 1920, « *Le signe de Zorro* » où le héros est incarné par Douglass Fairbanks, célèbre acteur de l'époque, puis, en 1925 : « *Don X, fils de Zorro* » et, un an plus tard, « *À la manière de Zorro* ». Par la suite, près d'une quarantaine de films sonores seront tournés, d'abord en noir et blanc puis en couleur à partir des années 60. On peut visualiser, aujourd'hui encore, grâce à la mémoire infinie d'internet, des extraits du premier film muet, qui ne manque pas de charme, et les magnifiques images en noir et blanc de l'un des plus célèbres Zorro, sorti en 1940, « *Le signe de Zorro* », avec Tyrone Power dans le rôle principal.

En 1950, plus de 30 ans après la création de son personnage, Johnston McCulley vend les droits à Mitchell Gertz et Walt Disney Productions, qui seront à l'origine de la série télévisée telle que nous la connaissons. Ainsi, les studios Disney vont réaliser, entre 1957 et 1961, 78 épisodes de 25 minutes et 4 épisodes de 50 minutes, en noir et blanc bien sûr. Il est à noter que McCulley n'aura pas, hélas, le plaisir de découvrir tous les épisodes, puisqu'il s'éteint en 1858, laissant Zorro orphelin. C'est Guy Williams, acteur au charme incontestable, qui incarnera le héros tout au long de cette série, laquelle va connaître un véritable succès et contribuer à populariser véritablement Zorro aux Etats-Unis. La réalisation de cette série est extrêmement soignée et en particulier les décors, l'intégralité du village étant reconstituée « en dur » dans les studios Disney, ainsi que la forteresse du gouverneur, ensemble qui sera malheureusement détruit, pour des raisons de place, en 1985. Le feuilleton nous arrive en France en janvier 1965 et 39 épisodes sont alors diffusés sur la première chaîne de l'ORTF. De nombreuses rediffusions se succéderont dans les décennies suivantes avec apparition d'une version colorisée en 1996. Révolution technologique importante sans doute, mais, à bien y réfléchir, il ne me semble pas que cette colorisation ait apporté un quelconque changement dans ma perception du personnage et de l'univers de Zorro. Au moment où j'écris ces lignes, le cavalier noir est de retour, sur France 3, le dimanche soir, pour le bonheur des petits...et des grand(e)s.

En plus des films de cinéma qui ont été tournés et diffusés sur tous les continents, et ceci jusqu'en Asie, six films d'animation sont venus, depuis les années 80, enrichir le palmarès de Zorro. Ils apportent une part d'interprétation du personnage parfois surprenante. Le meilleur exemple en est sans doute le « *Zorro Génération Z* », dessin animé américain, produit en 2008 et diffusé au Royaume Uni et au Canada. Dans cette série de 26 épisodes, le Zorro des temps nouveaux voit son épée remplacée par une « arme-Z », une sorte de bâton de lumière qui allie les fonctions de fouet, d'épée et de pistolet. De plus, ce Zorro-super-héros se déplace en moto, une « Tornado-Z » et il communique à distance avec Bernardo grâce à un super « Z-phone »! Quant à la toute dernière série animée, sortie très récemment, en 2015, elle, est le fruit de l'imagination d'une équipe française, puisque produite par les studios « Blue Spirit » installés à Angoulême. Cette animation intitulée « *Les chroniques de Zorro* », reprend beaucoup des éléments de la série culte, qui a clairement inspiré l'instigateur de ce projet. L'esprit du personnage est assez fidèle au Zorro de mon enfance, un peu plus drôle peut-être, un peu moins mystérieux sûrement, mais laissez-moi exprimer un regret, et je ne suis certainement pas la seule à penser ainsi, Zorro n'aurait jamais dû raser sa fine, élégante et si délicieuse moustache!

Impossible de clore ce tour d'horizon de toutes les créations autour de Zorro sans évoquer les livres multiples, les jeux vidéo, les chansons (dont la célèbre chanson d'Henri Salvador : « *Zorro est arrivé* ») et autres pièces de théâtre ou comédies musicales mettant en scène le cavalier noir.

En m'appuyant sur une petite enquête réalisée sur une centaine de personnes prises au hasard au sein de ma patientèle, je peux dire n'avoir jamais rencontré quelqu'un qui ne connaisse pas Zorro. Le générique du feuilleton est resté dans beaucoup de têtes et j'ai appris que certaines amours s'étaient tissées « sous la cape »! Aujourd'hui, même si ce costume ne fait plus partie du « top ten » des déguisements, les enfants continuent de convoiter, les yeux pleins d'envie, le costume de Zorro et de le commander au père-Noël. Le justicier noir a inspiré nombre de figurines et se retrouve, à même la peau, sous forme de tatouages plus ou moins complexes. Des parfums, des lignes de mode enfin, ont associé l'image de Zorro à leur design et même le langage courant a intégré le personnage dans l'expression « *se prendre pour Zorro* » désignant le fait de penser (avec plus ou moins d'arrogance) que l'on ait le seul à pouvoir sauver une situation désespérée ou difficile. Oui, près de cent ans après sa création, Zorro est devenu un véritable mythe !

Mais si Zorro est un mythe, peut-on dire aussi qu'il est un personnage *légendaire*, au sens fondamental du mot « légendaire », c'est-à-dire un héros revisité, idéalisé, mais issu d'un personnage historique et donc ayant réellement existé. Ou bien est-il l'adaptation d'un personnage totalement imaginaire plus ancien ? Parmi les modèles ayant pu inspirer Johnston McCulley, plusieurs candidats : Le Mouron rouge, Joaquin Murieta, William Lamport et José Maria Avila. Arrêtons-nous quelques instants sur chacun d'entre eux.

Le Mouron rouge est un mystérieux personnage, imaginé par la baronne Orczy et qui apparaît en 1905, en Angleterre, dans « *The Scarlett Pimpernel* ». C'est le premier héros travesti, cachant son identité sous un masque rouge et arborant une large cape. Qui trouve t-on derrière le masque ? Sir Percy, un lord britannique qui, selon la formulation de Martin Winckler, « *traverse la manche pour aller arracher les aristocrates français à la guillotine, narguer la police, voler aux riches pour donner aux pauvres, en bref, braver l'ordre établi.* » Mais qui pourrait se douter que derrière ce Sir Percy, à l'apparence nonchalante et à l'air distrait, se tapit un redoutable justicier qui ne se laisse jamais capturer et signe ses exploits d'une missive agrémentée d'une fleur écarlate : le mouron rouge ?

Autre source possible d'inspiration : Joaquim Murieta, personnage semi légendaire californien (1829-1853) qui, de bandit redoutable dans sa vie historique, devient libérateur adulé du peuple mexicain opprimé (la Californie est alors une province du Mexique), dans le roman écrit par John Rollin Ridge, en 1854. Le folklore californien s'est emparé du personnage et McCulley est forcément imprégné de ces récits. Il ne peut que les connaître et le personnage de Murieta est probablement présent dans son esprit quand il « invente » Zorro. Si le Murieta réel a peu à voir avec ce Zorro, il est certain que celui du roman, de nature noble et généreuse, s'opposant à l'injustice sociale et à la discrimination raciale qui touche les Mexicains, est un modèle très vraisemblable. Dans certains épisodes de la série des studios Disney, une allusion est d'ailleurs faite à cette filiation au travers de deux voleurs, dénommés les frères Murieta (Dans la vraie vie, le bandit a un demi-frère par la faute duquel il va être accusé à tort du vol d'un cheval ! ...)

Autres temps, autre modèle : William Lamport a été envisagé aussi comme source possible d'inspiration du personnage de Zorro. Cet homme, irlandais de naissance, personnage réel ayant vécu au XVIIe siècle, est également connu sous le nom de Guillén Lombardo. Après avoir vécu en Espagne, il va partir pour le Mexique afin d'y travailler comme espion au service de son pays d'origine. Homme cultivé, il s'insurge contre la façon dont les indigènes sont traités et va consacrer sa vie à leur défense et à la lutte pour l'indépendance du Mexique. Après une période d'emprisonnement, il va vivre dans la clandestinité et fonder une organisation secrète dont les membres s'habillent en noir et cachent leur identité sous un masque. Pour récolter des fonds, il use de contrebande et les membres de l'organisation n'hésitent pas à détrousser de riches aristocrates. Signe singulier, et qui nous fait sens dans le propos qui nous intéresse ici, les membres de l'organisation, lors de leurs attaques, marquent leurs victimes d'un Z qui veut dire ... *ziza*, « splendeur » en hébreu.

Un autre personnage historique pourrait avoir un lien de parenté avec Zorro : José Maria Avila, lui aussi promoteur de l'indépendance, mais de la Californie cette fois. Ce noble, vivant en Californie au début du XIXe siècle et appartenant à une grande famille de propriétaires terriens, va s'opposer au gouverneur que l'Espagne a mis en place pour entraver les velléités d'indépendance des Californiens. Il tuera lors d'un duel le capitaine Pacheto, bras droit du gouverneur. Rapidement emprisonné puis libéré, il deviendra très populaire pour son engagement et ses faits d'armes. Le milieu social, la géographie, l'époque sont en effet très proches de ceux que relate l'histoire de Diego de la Vega, allias Zorro, et rendent plausible le rapprochement entre les deux personnages. Il convient cependant de souligner que notre héros, Diego/Zorro ne s'oppose pas à la domination espagnole. Il ne lutte pas pour l'indépendance de la Californie, mais se bat contre les militaires retors et tous ceux qui profitent de leur pouvoir pour s'enrichir aux dépens des plus pauvres.

Nul ne peut savoir quelle alchimie se produit dans la tête d'un auteur. Inspiration consciente ou non, il est bien possible que Zorro soit l'héritier de tous ses personnages entremêlés dans l'imaginaire de l'écrivain.

Du scénario à l'imaginaire collectif…

Comme vous l'avez sans nul doute noté, c'est le Zorro de la série télévisée Disney qui m'intrigue et attise ma curiosité et, de ce fait, toute la suite de ce livre sera consacrée uniquement à cette interprétation du personnage.

L'action se déroule au début du XIXe siècle, au sud de la Californie, dont le territoire est encore sous l'emprise de l'Espagne. Alors que le Mexique s'est défait de la tutelle coloniale en place depuis le XVIe siècle, la Californie voisine songe, elle aussi, à s'émanciper de la domination espagnole. Les grandes familles soutiennent encore le régime en place mais certaines sont de plus en plus choquées de l'oppression exercée par le joug espagnol sur le peuple californien. Les « De la Vega » sont une de ces grandes familles. Le père, Don Alexandro, est un riche propriétaire terrien, éleveur de bétail et de chevaux. Il possède une très belle hacienda dans les environs de Los Angeles. Il est fier et droit. C'est un notable respecté de tous et très influant. Son fils, le héros de notre histoire, le beau Don Diego de la Vega, est de retour d'Espagne où il a fait ses études. Il rejoint son père à l'hacienda et s'installe dans une vie apparemment paisible et même un peu oisive, se consacrant au choix de ses vêtements ou à jouer la sérénade à de charmantes señoritas. Il donne l'image d'un intellectuel pacifique n'appréciant ni les combats, ni la politique. En réalité, il est extrêmement choqué par la tyrannie qu'exerce, sur la population, la garnison aux ordres du commandant Monasterio, secondé par le sergent

Garcia. Pour combattre ces abus de pouvoir, il prend les armes sous le nom de Zorro, tout de noir vêtu, masqué, capé et fièrement juché sur un superbe étalon noir, Tornado. Il a aussi, pour l'aider, son fidèle serviteur, Bernardo, qui est muet et se fait passer pour sourd afin de pouvoir quêter des informations sans éveiller la méfiance de ceux qu'il épie. Ainsi Diégo, personnage d'apparence un peu fade le jour, devient, à la nuit tombée, le magnifique justicier noir mettant sa fine lame, son courage et son intelligence au service des opprimés.

La série télévisée comprend deux saisons de 39 épisodes. Dans chaque saison s'individualisent plusieurs sous thèmes. Ainsi, la première saison inclue « *Zorro contre le commandant Monasterio* » (épisodes de 1 à 13) qui raconte le retour de Diego en Californie et sa prise de conscience des méfaits du commandant à la tête de la garnison, et « *L'Aigle* », (épisodes 14 à 39) où Diego découvre progressivement un complot fomenté pour reprendre les droits de propriété de la Californie sous gouvernance espagnole et vendre le territoire au plus offrant, l'aigle étant le mystérieux émissaire à l'œuvre dans cette escroquerie. Puis vient la deuxième saison, divisée elle-même en 3 parties : « *Le Nouveau régime* », (épisodes 6 à 12) où Zorro doit libérer Joaquin Castenada, un paysan emprisonné qui s'est rebellé contre l'autorité de la garnison; « *Amnistie pour Zorro* » (épisodes 13 à 20) où Don Diego va avoir beaucoup de travail : tester l'honnêteté d'un vieil ami de son père, choisir entre son rôle de justicier et les avances de la belle Anna Maria ou encore remettre dans le droit chemin son oncle, Don Esteban, en s'opposant à son mariage motivé exclusivement par l'argent; et, pour finir, « *Etincelle de Revanche* » (épisodes 20 à 39) où Zorro vole au secours d'un paysan injustement accusé de meurtre, puis aide une jeune fille espagnole à retrouver son père et s'oppose à un collecteur de fond aux méthodes martiales, envoyé par le roi d'Espagne.

Plus que de véritables intrigues passionnantes par le fil qu'elles dénouent, ces histoires sont un prétexte, un terrain de jeu pour que se déploie pleinement, à l'image de la cape sous le vent, la personnalité de Zorro. Au fil de tous ces épisodes, on rentre dans la complicité du double personnage de Diego/Zorro et des belles valeurs dont il est porteur. On prend fait et cause pour le héros qu'on connaît de mieux en mieux. On commence à le comprendre. On anticipe l'action. Et, finalement, on se fond en lui...

Mais, me direz-vous, que sait-on sur l'enfance de Zorro ? A-t-il une mère, des frères ? Une sœur peut-être ? Il faut bien se rendre à l'évidence que rien ne nous est donné sur ce sujet dans l'œuvre de Johnston Mac Culley et très peu dans l'adaptation des studios Disney. Il y a une femme pourtant, Isabel Allende, qui s'est amusée à imaginer non pas la suite de l'histoire, mais son début, dans un roman intitulé tout simplement « Zorro ». C'est à la demande de « Zorro productions », qui souhaitait voire une œuvre littéraire parachever le palmarès prestigieux du Justicier masqué, qu'elle se lance à l'aventure en 2005. À partir de ce que l'on sait du personnage adulte, elle va imaginer une enfance possible pour Zorro. C'est ainsi qu'elle fait, de Diego de la Véga, l'enfant de deux mondes, entre un père gentilhomme espagnol et une mère semi-indienne, du nom de Regina, également appelée « Tête de loup gris ». L'enfant grandit dans un milieu riche à la fois de la culture occidentale et des traditions de sa tribu maternelle. On apprend également, dans ce récit, que Bernardo est le frère de lait de Zorro, d'où la force de leur relation, au-delà de la fidélité d'un serviteur ou même du lien étroit de l'amitié. Si Bernardo est devenu muet, c'est du fait du terrible traumatisme vécu le jour où il a vu sa propre mère violée et assassinée par des pirates. À l'âge de 15 ans, Diego et Bernardo, ensemble, vont vivre le rite initiatique de la tribu qui les unit. Puis Diego est envoyé en Espagne pour ses études, et il va parfaire son maniement de l'esprit, du verbe et de l'épée tout au long de ces années. Il sera accueilli dans une société secrète afin d'épanouir son goût de la justice et de planter solidement les bases d'un idéal de vie au service des opprimés.

Je ne tiendrai pas compte, dans l'analyse à suivre, de cette approche sur l'enfance de Zorro parce qu'elle fut élaborée à postériori et l'intégrer risquerait de fausser la démarche mais le roman d'Isabel Allende mérite incontestablement le détour et il faut de plus « tirer un coup de chapeau » à l'éditeur pour la beauté de la couverture du livre qui dit avec force, en une simple image, tout le mystère de Zorro. À quoi ressemble cette image? Jetée dans la diagonale de la page blanche, une cape noire en mouvement qui dévoile par moitié son revers de soie rouge sur lequel joue la lumière…

Avant que d'explorer plus avant ce « mystère » émanant de Zorro, il n'est pas inutile de s'arrêter quelques instants sur l'image véhiculée par le personnage. Quelle représentation est associée à notre héros dans l'imaginaire collectif? À cette question posée lors de ma petite enquête, un mot est revenu constamment, au travers des réponses de chaque personne interrogée, celui de « justicier ». Zorro est avant tout celui qui incarne la lutte pour la justice. Défenseur du peuple, des gens simples, il refuse l'oppression des plus faibles, laquelle fut pourtant admise comme norme sociale à bien des époques et dans bien des cultures. Ce combat contre les profiteurs, les cyniques et les corrompus, le téléspectateur le trouve juste et beau, non seulement dans le film mais au-delà. Il résonne dans sa tête et dans son cœur, au point qu'il est tenté parfois de faire le lien avec les injustices de son quotidien, de son époque et, peut-être même d'espérer la venue d'un « nouveau Zorro ». Le Justicier va jusqu'à remettre en cause les pouvoirs en place, comme le ferait un guérillero, mais ce qui rassure, c'est que Zorro s'oppose, non au système dans son entier, mais aux seuls hommes malveillants, nous livrant ainsi ce message : « *Chacun est pleinement responsable de ses actes* ». Catalyseur d'énergie, il nous invite à ne pas accepter les choses telles qu'elles sont, telles qu'on nous les impose en bafouant parfois la dignité humaine, et à mettre toutes nos forces dans la bataille pour favoriser un monde plus juste. Ainsi, il nous ouvre à notre responsabilité d'Homme et nous fait entrevoir les contours d'une certaine liberté.

Le deuxième grand qualificatif qui revient quand on évoque Zorro, c'est « le panache ». C'est un justicier de grand panache. Il est superbe quand il saute de toit en toit, dans son habit noir et sous sa cape mouvante. Il est habile et agile, souriant jusque dans les plus durs combats, et offre une silhouette de démiurge quand il fait se cabrer son magnifique étalon noir, sous un ciel nocturne zébré d'éclairs. Car le *Beau* est inséparable du *Bien*. La justice n'est pas seulement un retour à un certain équilibre entre deux humains, elle est un acte de pure beauté.

Enfin, et c'est le troisième point-clé du personnage dans l'imaginaire collectif, Zorro est « un homme », tout ce qu'il y a de plus humain, et Diego est là pour nous le rappeler. À l'inverse des super héros qui viendront plus tard, il n'a pas de pouvoirs extraordinaires, pas d'arme fulgurante, pas de don d'immortalité. Il est fait de chair et de sang et ces seuls attributs sont des qualités humaines, la bravoure, la loyauté, l'intelligence, l'altruisme et tant d'autres. Il a ses faiblesses, ses doutes aussi, mais il sait les dépasser pour faire vivre la cause qu'il a faite sienne. Il est un idéal mais pas un impossible !... Alors Zorro est doublement aimé :

d'un côté de l'écran, par le peuple de Los Angeles et de la campagne environnante qui en fait le protecteur des gens simples et, de l'autre côté de l'écran, par le spectateur qui voit en lui un modèle de conduite et aspire, plus ou moins consciemment, à lui ressembler.

Bon, d'accord *Zorro est un justicier.* Et l'histoire, celle que je vous raconte en tout cas, pourrait s'arrêter là. Mais quelques questions s'immiscent et me taraudent, et ceci particulièrement à la tombée de la nuit. Pourquoi Johnston McCulley ne s'est-il pas contenté de nous dépeindre le héros idéal et pourquoi l'a-t-il couplé au personnage de Diego ? Quel est le sens de cette étrange dualité ? Et puis le justicier qui fait surgir la vérité n'est-il pas plutôt vêtu de blanc à l'instar du « Chevalier blanc » ou de Thibaud des croisades ? N'opère-t-il pas en plein jour, à visage découvert ? Pourquoi cette cape qui n'est pas, sous cette forme du moins, un accessoire de mode habituel dans le costume californien de l'époque et n'a rien de pratique pour celui qui s'adonne aux duels ou à de trépidantes chevauchées ? Pourquoi l'épée plutôt que le pistolet sans doute plus radical dans son effet ? Et pourquoi ces jeux d'ombres et de lumière, et tout ce mystère ?

Peut-être, peut-être parce que, sous le masque, ce n'est pas un simple *justicier* qui se cache mais un *initié* qui se donne à voir...

De l'initié et de l'initiation

Il n'est sans doute pas inutile de préciser le sens de ces deux mots, avant de développer pleinement notre propos. Aujourd'hui, dans notre monde moderne, le terme d'initiation désigne une connaissance nouvelle qui peut concerner tous les domaines : une science, un art, un sport ou même un loisir. Ainsi on peut s'initier à l'astronomie, à l'aquarelle, à l'aïkido ou au patchwork. Nous sommes donc tous, quelque part, dans un domaine ou un autre, des initiés ! Mais si nous considérons le sens plus ancien du mot, il touche à quelque chose de plus essentiel, de plus « profond ». L'initiation est un processus impliquant l'individu sous forme d'un rituel, d'épreuves à vivre, et par lequel il va acquérir un statut social et surtout un état spirituel plus élevé et accéder à un groupe d'appartenance. Ceci peut nous paraître, dans notre époque qui a mis au rebus tous ce qui n'est pas de l'ordre de la raison, un peu désuet, dépassé, sans doute inutile, voire dangereux. Et pourtant, jusqu'à une époque très récente, l'initiation faisait partie intégrante de toutes les sociétés et constituait une voie de développement tout à fait nécessaire et féconde pour l'Homme. Sauf à penser que nous serions devenus soudainement géniaux et que tout ce qui précède ou diffère relève d'un état primitif et sauvage, il faut nous poser clairement la question du sens et des bienfaits de l'initiation.

Il y a d'abord l'initiation tribale, s'adressant à tous les individus d'un groupe humain. Elle intervient lors des grandes étapes de la vie, par exemple lors du passage de la petite enfance à l'âge de sept ans, ou au seuil de la puberté ou encore lors de l'entrée dans la vie adulte. Elle est un pont, une porte à franchir, et, par l'épreuve physique, le rituel et les mots, elle enracine, dans la chair de celui qui la vit, la conscience d'une dimension supérieure, d'une responsabilité nouvelle. Elle imprime la place de l'individu dans l'univers. Et puis, elle le relie au groupe et favorise la cohésion du clan, de la tribu, du village. Bref, elle donne des repères et du sens. Le rejet de tout processus initiatique, de nos jours, dans nos sociétés occidentales, peut rendre compte, au moins en partie, de l'émergence d'un individualisme dominant et de la difficulté qu'ont certains jeunes à investir pleinement leur rôle d'adulte. Sur quelques structures de personnalité, cet abandon peut induire une désorientation et favoriser l'apparition de comportements déviants. Pierre-Yves Albrecht, philosophe-thérapeute, a beaucoup travaillé sur ces sujets et démontré, sur plusieurs centaines de jeunes toxicomanes, qu'à l'aide d'une pédagogie initiatique s'appuyant sur la méditation, la marche, le chant, le tir à l'arc, la solitude en montagne, la contemplation du désert, on pouvait leur redonner, durablement, le goût de vivre.

Il existe, par ailleurs, une forme d'initiation plus élective, qui ne concerne pas tout le groupe, mais certains individus, lesquels aspirent à une vie plus vertueuse, plus inspirée et sont en quête de sens. Car il y a deux façons de vivre une vie d'Homme : la première est de se laisser glisser au gré des sens, vivre sa vie et en dérouler le fil sans se poser de question métaphysique, en tentant de forger son bien-être dans les plaisirs matériels. Pourquoi pas ? Il s'avère cependant que ce mode de vie ne favorise pas toujours la cohabitation entre les individus et ne répond pas à certaines interrogations que l'Homme se pose depuis la nuit des temps : qu'est-ce que le bien et le mal ? Pourquoi la mort ? Pourquoi ce sentiment d'insatisfaction même quand on possède tout ce que l'on souhaitait ? Comment trouver sa plénitude ? Alors la deuxième façon d'aborder la vie est de considérer quel'homme est inachevé, perfectible et que l'on peut changer de regard, procéder à un retournement du monde extérieur vers sa propre intériorité, pour y trouver une force vive, commune à tous les hommes et qui relie. Ce lien donne son plein sens à la Vie. C'est le domaine du spirituel. Il permet de relativiser l'importance des « choses matérielles », de vivre de manière plus vertueuse et de considérer l'autre et le groupe bien avant sa propre individualité.

Ce type d'initiation suppose d'abord l'acceptation du postulant par le groupe des initiés ou par le maître porteur de la Tradition. Le futur initié doit en effet avoir une volonté réelle d'engagement, et de solides qualités humaines, comme le courage et l'endurance, car le parcours initiatique est tout sauf une promenade de santé ! La cérémonie d'intronisation, appelée aussi « initiation », va enclencher le processus de transformation de l'individu, lequel repose sur un travail volontaire que lui seul peut décider de faire (ou pas !), et qui va lui permettre de passer d'un état initial à un état nouveau, supérieur. Quelle est la nature de ce travail ? Il ne s'agit pas de l'acquisition d'un savoir qui serait révélé par des sages détenteurs de « la vérité », mais, au travers de l'expérience du rituel, par l'approche des symboles, par l'éveil à certains questionnements, l'impétrant va apprendre à se connaître, convertir son regard et tracer son propre chemin. Bref, il va grandir, s'améliorer, et acquérir un « surcroit d'être ». Des exemples nous sont donnés, dans les temps anciens, par les initiations à mystères de l'Antiquité, l'école pythagoricienne, les bâtisseurs du

Moyen-âge ou d'autres compagnonnages de métier, pour n'en citer que quelques-uns. De nos jours, il existe des voies initiatiques dans le sillage de chacune des grandes religions monothéistes, telles la kabbale pour le judaïsme, l'hésychasme pour le christianisme et le soufisme pour l'islam. Il existe d'autres initiations, parfois très différentes les unes des autres dans la forme, car imprégnées de la culture et des traditions du pays où elles sont pratiquées, comme la franc-maçonnerie en occident ou les initiations chamaniques au pays de Zorro. Mais toutes ces initiations se recoupent sur les points essentiels. Par ce processus, l'individu intègre alors au minimum un groupe vertueux qui met l'homme au centre de ses préoccupations et, au delà, il se relie à cette force de vie, cette lumière intérieure, qui est transcendance, et qui sera la source de son état d'être nouveau, apaisé, réunifié avec le monde environnant et toute forme de vie. Cette transcendance, certains l'appellent *Dieu, Forces du ciel, Grand Esprit, Grand Architecte de l'Univers,* ou même *Vie.* D'autres préfèrent ne pas la nommer pour ne pas l'enfermer dans une « limite humaine », qu'importe. Mais les initiés la recherchent car elle est le feu indispensable à la maturation humaine. Le grand corollaire de l'initiation vécue avec sincérité et persévérance, est de conduire à la sagesse et au désir de faire le bien autour de soi. L'initiation ainsi vécue est une voie de perfectionnement propice à un déploiement des qualités de l'individu et à une vie plus harmonieuse avec ses semblables.

Notons enfin, pour être complet, qu'il existe aussi des initiations solitaires, hors de tout clan, hors de toute tradition. À l'occasion d'un épisode particulièrement marquant de la vie, un deuil, une grave maladie, une longue traversée du désert (virtuelle ou réelle), ou après une rencontre déterminante, un véritable retournement de conscience peut se produire, amorçant le processus initiatique et conduisant l'individu à un véritable voyage en son intériorité.

Dans notre monde marqué par un matérialisme dominant et un individualisme croissant, « *On a soif d'idéal* », comme le dit la chanson d'Alain Souchon. Comment renouer avec cette dimension de l'être qui dépasse les petites ambitions et préoccupations égocentrées si communes à la nature humaine ? Comment remettre l'Autre au centre de notre attention ? Comment devenir respectueux de toute forme de vie ? Peut-être serait-il bon de reconsidérer l'image du cheminement initiatique, de faire la part entre les voies véritables et celles proposées par de faux marabouts faiseurs d'argent et de revivifier les pratiques authentiques. Peut-être aussi, les médias seraient-ils inspirés de donner la parole à des sages, des éveillés de notre époque (et oui, il y en a !), juste histoire de ne pas laisser à quelques footballers, chanteurs, hommes d'affaires ou autres personnalités par forcément vertueuses mais attirant les feux des projecteurs, le monopole du héros-modèle.

Heureusement, il y a Zorro ! Et tout notre développement ultérieur va avoir pour objet d'asseoir cette proposition selon laquelle *Zorro est l'initié que Diego cherche à devenir.* Diego, c'est l'initié débutant, celui qui est en quête de sens, de vérité, de beauté, celui qui se met en marche. Zorro, c'est le véritable initié, l'homme vertueux au service des autres et de la justice, celui qui ne dévie pas et qui sort vainqueur à chaque fois. Et Chaque fois que Zorro jaillit hors de la nuit, c'est Diego qui va chercher la lumière en son for intérieur, c'est Diego qui fait un pas sur son chemin de perfectionnement, un chemin dont tous les sages disent qu'il est long et difficile. Car il y a une ambiguïté dans le mot « initié ». Il désigne aussi bien celui qui vient de vivre la cérémonie d'initiation et est donc au tout début de son parcours, que l'être réalisé, celui qui a rejoint la Connaissance et la Sagesse. Bien sûr, dans le mot « initiation » il y a la marque d'un début. En latin, *initium* signifie *commencement.* Mais la cérémonie d'intronisation, si elle marque en effet le début du travail, ne transforme pas subitement l'individu en un être parfaitement maître de lui et totalement ouvert aux autres. Ceux qui le prétendent sont des magiciens ou des escrocs ! Comme nous l'avons dit, la cérémonie initiale ne livre aucune vérité, elle éveille simplement, ouvre l'esprit et le cœur au questionnement et offre le support des rites pour que l'individu construise son propre chemin, et, peut-être, après une longue et incessante recherche, accède à la pleine Connaissance qui couronne l'Initié véritable. Donc, pour en revenir à notre cavalier noir, Diego est *l'initié qui débute* et Zorro *le point de réalisation potentiel* qui lui-même est toujours perfectible, toujours en mouvement et évolue à mesure qu'on avance. Et ce va-et-vient récurrent entre Diego et Zorro nous dit comment, chaque jour, l'initié doit remettre son ouvrage sur le métier. À l'instar de la posture de Yoga douloureuse pour le corps du débutant, la posture de l'esprit ne devient pas naturelle en un jour. Chaque nouvelle aventure de Zorro met en exergue des faiblesses humaines, incarnées par les différents personnages mis en scène, et témoigne à visage découvert de l'immensité de la tâche à accomplir. Si chaque épisode nous apporte un enseignement pour lui-même, il y a aussi une évolution générale qui se dessine, surtout dans la première saison, et nous montre la progression qui se fait en chemin d'initiation. Au fil des épisodes, notre Diego/Zorro va acquérir plus de sagesse, plus de prudence. Son ego va se mettre de plus en plus en retrait. Par exemple, dans un des tout premiers épisodes, Zorro, pour narguer le commandant Monasterio, fixe un Drapeau marqué de son Z dans l'enceinte de la caserne. Cela va avoir de lourdes conséquences pour le sergent Garcia et pour deux braves paysans qui passaient par là, et notre héros va passer tout l'épisode à « réparer cette bêtise ». Ce geste relevant plus de l'arrogance que de la justice et est à considérer comme une « erreur de jeunesse », une méprise sur l'objectif. Notre cavalier masqué se montrera heureusement plus humble et plus « centré » par la suite. Au fil des épisodes, le personnage acquiert plus de charisme et le ton un peu burlesque des premiers temps laisse la place à plus de suspense, d'aventure et de gravité.

Quand on évoque le sujet de l'initiation, certains mots reviennent sans cesse, incontournables, ce sont les mots : « intérieur », « profondeur », « centre ». En effet, dans l'initiation, la force invisible qui est à raviver, l'étincelle divine, est enfouie dans les profondeurs de l'être et c'est au cœur de soi-même qu'il faut vivre la transformation. Les causes du bonheur et du malheur ne sont pas à rechercher à l'extérieur mais bien en soi. L'initiation emprunte ainsi une voie « ésotérique », c'est-à-dire, littéralement une voie intérieure (du grec *esôteros* qui signifie *intérieur*), ce qui la différencie de la plupart des religions, dites « exotériques », dans lesquelles le dieu est extérieur, séparé de l'homme. Le pratiquant de telles religions a pour devoir, de rester dans sa condition humaine, de porter à ce dieu une totale dévotion et d'obéir strictement à la règle établie, une et définitive. Ainsi, ce qui nous dit que notre héros masqué nous parle *d'initiation* et non de *faits religieux*, c'est que le personnage de Zorro n'est pas « séparé ». S'il était l'avatar d'un dieu extérieur, il serait l'Unique, l'Inaccessible, un être singulier et non un personnage double. Il serait un prince noir, sans soute doté de pouvoirs surhumains, devant lequel Diego, pétri d'admiration, se prosternerait et qu'il servirait en acceptant sa loi. Non, Diego est Zorro et Zorro est Diego. Tout se passe au sein d'un même personnage et il ne s'agit pas de dévotion mais de métamorphose permettant d'accéder à un nouvel état de conscience. L'entité Diego/Zorro ouvre un chemin d'intériorité qui nous plonge dans un véritable processus initiatique.

Trois autres points fondamentaux sont communs à toutes les initiations : l'engagement, le secret et le symbole. L'engagement tout d'abord. Ce n'est pas rien ! Se donner en gage, quitte à se perdre ! Le sens premier de ce mot ne s'est-il pas quelque peu affadi dans notre monde moderne ? Il n'y a pas d'initiation possible sans engagement véritable. On ne peut être initié « un peu », partiellement, à 10 %, 50% ! C'est la totalité de l'être qui entre dans le processus, corps, âme, esprit. Et cet engagement suppose une réelle détermination et un certain courage, car il comporte une grande part d'inconnu. L'initié est un petit poucet qui entre dans la forêt touffue sans en connaître l'issue. Avant que de rejoindre le panache de Zorro, il faut accepter de se soumettre aux joies, aux peines et aux risques du chemin. C'est pourquoi toute initiation s'assortit d'une prestation de serment. Le serment, c'est la signature de l'engagement, une signature prêtée verbalement mais avec fermeté. Une promesse assortie, en cas de non-respect, d'une potentielle sanction. Celui qui voit dans le texte du serment un alignement futile de mots ne parviendra jamais au bout du chemin. Mais l'initié qui le vit comme un pacte de sang, comme une alliance indéfectible, est promis à la réussite. Dans le cas de Zorro, cette force de l'engagement est toute entière contenue dans le générique du feuilleton. Malgré la nuit et l'orage, le cavalier jaillit dans un élan sans restriction. Il court vers l'aventure, il court vers l'inconnu, au galop. Dressé sur son cheval qui se lève vers le ciel, il prête serment et il renouvèle ce geste avant chaque cavalcade, chaque périlleuse poursuite. Et son engagement, il ne craint pas de le signer de la pointe de l'épée, d'un Z qui veut dire Zorro.

Venons-en au secret. Pourquoi tant de mystère autour de l'initiation ? Qu'y a-t-il donc à taire ou à cacher ? Pourquoi tenir dans l'ombre un processus qui vise à l'harmonisation de l'individu et conduit au mieux-être du collectif ? La question n'est certes pas dépourvue de sens. Si l'on considère le passé, nul n'est besoin de chercher bien loin pour trouver quelques éléments de réponse. On comprend bien que le silence permettait aux corporations initiatiques de protéger leurs précieux secrets de métier. On imagine aussi aisément que les groupes initiatiques, pourchassés et considérés comme hérétiques par les religions en place, aient eu à protéger leurs membres, dont le pronostic vital était engagé ! Mais de nos jours ? De nos jours hélas, « différence » rime toujours avec « intolérance ». Brassens chantait au siècle tout juste achevé : *« Non les braves gens n'aiment pas que l'on suive une autre route qu'eux »*. Alors on a tôt fait de décrier l'initié, de jeter aux orties son rituel et ses outils qui semblent tellement irrationnels, incompatibles avec les normes du plus grand nombre. La violence serait assez prompte à ressurgir si les verrous sociétaux devenaient moins « hermétiques ». Alors il est sage de n'ouvrir la boite aux trésors qu'à celui qui a les yeux pour voir et les oreilles pour entendre. Il est utile de donner des mots de passe et des signes de reconnaissance, non pas tant pour leur efficacité intrinsèque que pour rappeler chaque initié à son devoir de réserve. Et cela le protège à double sens, contre les agressions extérieures potentielles mais aussi contre son propre orgueil, contre une éventuelle tentation de se targuer de son appartenance à un groupe d'élus. Le secret renvoie l'initié à l'humilité et à sa propre intimité. Il le recentre sur le travail à accomplir. Et quand bien même tout ce propos serait mis à mal par un argumentaire choisi, le secret persisterait, car il est inhérent au travail initiatique par le fait même que celui-ci relève de l'expérience intérieure. Ce qui se passe au cœur d'un être ne peut être pleinement perçu que par lui et chaque vie initiatique est singulière. Il y a fondamentalement du secret dans l'initiation car l'expérience vécue est incommunicable et n'a pas valeur de vérité pour autrui. Cette dimension du secret, qui est à l'initiation ce que le sang est à la vie, on la retrouve constamment dans l'univers de Zorro. Nous verrons comment des symboles tels que la nuit, l'ombre, le masque, la cape, le mutisme de Bernardo, le passage secret derrière la cheminée et la grotte font vivre et attisent ce nécessaire mystère. Mais, et c'est là ce qui crée la magie du feuilleton, le spectateur n'est pas maintenu à l'écart du secret. Avant chaque intervention de Zorro, Diego échange avec Bernardo sur la nécessaire action et ses modalités pratiques. Ainsi nous, spectateurs, entrons un peu dans le cercle secret, juste assez pour devenir complices et nous impliquer personnellement dans l'opération qui va suivre, mais pas totalement pour qu'une part de mystère persiste. Alors la question s'impose : si nous sommes incités à entrer dans le secret, n'est-ce pas là une invitation « masquée » à pénétrer aussi l'initiation ?

Le troisième grand fondamental de l'initiation est le symbole. Tout enseignement initiatique utilise le langage symbolique. Mais, au fait, qu'est-ce qu'un symbole ? Dans la vie courante, on confond souvent le signe et le symbole. Par exemple, un rond, rouge avec un trait horizontal blanc, c'est un signe, le signe qu'il est interdit aux véhicules motorisés de passer. À une image correspond une signification unique et précise (heureusement pour la circulation !) Le symbole, c'est tout le contraire de ce schéma binaire. C'est une ouverture. Par correspondance analogique, la visualisation du symbole va nous conduire à des significations abstraites multiples et éphémères. On glisse d'une image dans l'autre. Le symbole n'a pas une information précise à nous transmettre mais il fait se mouvoir notre pensée qui va ainsi accéder à des perceptions d'un autre ordre. En fait, ce n'est pas tant l'objet observé qui définit le symbole que le mode d'observation qu'on lui applique. En regardant un cercle, on peut voir la figure géométrique reproductible et définie par un tracé dont tous les points sont à la même distance du centre (pensée rationnelle) ou rejoindre la coupole du ciel, le cycle du temps et plonger dans la méditation du centre et de la périphérie (pensée symbolique). À côté du réel concret, représenté par le monde matériel, il existe une autre dimension du réel, non mesurable, non démontrable, intangible, mais pourtant incontestable, et c'est par la pensée symbolique que l'on perçoit cette réalité différente. L'amour, l'intuition, le bien-être, la beauté, qui pourrait en contester l'existence ? Et pourtant ils font partie de ce que la raison est impuissante à explorer ou appréhender. Ainsi la pensée symbolique nous relie à l'impalpable, à l'invisible et nous permet de penser l'impensable. C'est la pensée des artistes et des poètes, c'est la pensée des initiés, mais c'est aussi la pensée que chacun peut mettre en œuvre s'il prend le temps de se poser et de contempler. Elle est en action dans bien des moments de notre existence, sans que nous en soyons forcément conscients, par exemple lorsque nous nous émerveillons devant un paysage ou une œuvre d'art. Vouloir opposer la pensée rationnelle et la pensée symbolique, et privilégier l'une aux dépens de l'autre, est aussi absurde que de vouloir marcher sur une seule jambe. C'est pourtant ce que nos sociétés modernes tendent à faire, considérant la pensée rationnelle comme la seule digne de considération. Ces deux modalités de pensée, qui sont intégrées dans des zones différentes du cerveau, sont complémentaires et donnent accès à des informations de nature différente et toutes nécessaires à l'harmonisation de l'humain. L'initié, qui cherche à se relier à une force invisible au plus profond de lui, a bien évidemment recours à la pensée symbolique pour ce travail, ce qui ne l'empêche nullement de « raison garder » dans sa vie de chaque jour. Alors, si nous observons Zorro, qu'allons-nous voir ? Objectivement, un cavalier noir, silhouette fine, avec un fouet et une épée qui sont des armes dont il connaît parfaitement le maniement et avec lesquelles il va intervenir pour faire régner la justice. Cette perception est, en elle-même, exacte, intéressante voire même captivante. Cependant, on constatera, si on se limite à cette approche rationnelle, que notre héros n'a pas de chance avec la météo, car, chaque fois qu'il sort la nuit pour une nouvelle aventure, le temps est à l'orage. À moins, peut-être, que l'orage ne soit pas là pour nous parler du temps qu'il fait mais pour activer notre pensée symbolique et nous inviter à une autre lecture !...

Diego de la Vega

Au commencement ... Diego. « Diego Vega », dans le texte de McCulley, devenu « de la Vega » dans le feuilleton de Disney. Supplément de particule pour augmenter le capital de noblesse ? Ou pour singulariser le personnage ? Allez donc voir sur Internet. Des « Diego Vega » vous en trouverez plein, tandis que les « Diego de la Vega » sont beaucoup plus rares ! Mais que nous dit-il ce prénom, Diego ? Diego est, même si cela ne semble pas évident à l'oreille, l'équivalent de « Jacques », et donc un dérivé de « Jacob », qui, en hébreu, signifie « *que Dieu favorise* ». Voilà qui est de bon augure pour la tâche qui attend notre jeune initié ! Ce prénom, très usité en France depuis les années 2000, est souvent associé au charme, à la ténacité et à la ruse. Dans une de ces délicieuses et incertaines rubriques concernant le sens des prénoms que l'on peut trouver sur la toile, j'ai découvert ce texte et je ne résiste pas au plaisir de le retranscrire ici, tant il semble taillé sur mesure : « *Souriants et charismatiques, les Diego sont capables de charmer leur auditoire avec beaucoup d'aisance. Ils sont aussi rusés et perspicaces, confiants et sûrs d'eux et ne se laissent pas facilement manipuler. Enfin, le défi est leur moteur principal.* » Soit l'auteur de cette rubrique pensait, en l'écrivant, à Diego/Zorro, soit le prénom est particulièrement bien choisi ! C'est le 12 novembre que vous pourrez, si vous y pensez, souhaiter une bonne fête à Diego. Il existe en effet un Saint Diego, franciscain espagnol, évangélisateur des îles Canaries au XVe siècle, et célèbre pour son humilité et sa charité dans le soin des malades. Il fut canonisé pour ses miracles, notamment lorsqu'à Rome, au cours d'une épidémie, ses fioles de médicaments ne se vidèrent jamais et qu'il put ainsi guérir un très grand nombre de malades.

Mais, le plus intéressant, peut-être, pour notre propos, se trouve dans la phonétique de Diego : Di-ego. Le préfixe « di » veut dire « double » et « ego » signifie « moi ». *Deux moi*, joli choix pour un personnage à double visage ! Et la résonnance de ce prénom est plus puissante encore, si l'on songe que le travail initiatique consiste en l'acquisition de la maîtrise de l'ego. L'ego c'est notre petit « moi ». Notre conscience individuelle, certes nécessaire et utile, mais à condition qu'elle vive en harmonie avec notre conscience collective. Bien souvent, dans le développement de chacun, l'ego prend de plus en plus de place et devient le seul maître à bord. Il est exigeant et, pour renforcer notre sentiment d'identité et de valeur, il nous pousse à posséder toujours plus, argent, biens matériels, titres et renommée, plaisirs immédiats. Mais ces possessions ne répondent pas à notre soif profonde, à notre volonté d'être. Elles sont « illusion » et ne nous apportent qu'une satisfaction superficielle et transitoire. Alors, l'ego active de nouveaux désirs qui s'enchaînent les uns aux autres sans plus de résultat et finissent par nous aliéner. Toutes les traditions de sagesse le disent, un des objectifs primordiaux pour trouver la plénitude est de remettre l'ego à sa juste place et se défaire de son emprise. Si, plutôt que de considérer exclusivement notre conscience individuelle, notre petit univers personnel, « ombilico-centré », nous considérons aussi notre conscience collective, c'est-à-dire si nous réalisons que nous ne sommes pas séparés et indépendants des autres êtres vivants mais bien reliés à eux, la perception de la vie devient très différente et rend possible un réel épanouissement individuel et collectif.

Il s'agit, exprimé en d'autres termes, de passer du petit « moi » au grand « Soi ». Dans le processus initiatique, des clés sont données pour accéder à cet état de conscience nouveau, afin de quitter l'ego qui divise, et rejoindre notre nature profonde, cette force de vie, invisible mais réelle, commune à tout ce qui vit, et qui est le point central de l'union possible. Diego, qui, rappelons-le, est au tout début de son parcours initiatique, illustre tout à fait l'homme encore sous l'emprise de l'ego. Son petit confort, ses plaisirs personnels semblent l'essentiel pour lui. Ecrire des chansonnettes, jouer un peu de musique en caressant les cordes de sa guitare, et surtout, surtout, enrichir sa superbe garde-robe qui n'a pas son pareil dans toute la région de Los Angeles. Vestes de velours et de soie à revers passementés ou brodés de fil d'or, pantalons assortis, le motif de la broderie étant repris sur la couture latérale, le tout décliné, si l'on en croit la version colorisée du feuilleton, dans toutes les teintes les plus subtiles et les plus élégantes, chemises à jabot d'une blancheur éclatante, foulard noué en cravate ajoutant une note colorée en demi-ton ou en délicate complémentarité de celle du costume et, pour lui faire écho, une large ceinture de tissu bien serrée à la taille afin de profiler harmonieusement la silhouette. Oui, Diego soigne son apparence. Ah le *paraître* ! Notre jeune Californien ne semble pas attiré par de grandes causes ni par les affaires de la cité. Par contre il se choisit les plus beaux étalons dans l'élevage de son père, comme un gosse de riche s'offrirait les plus belles voitures, tout en laissant à celui-ci le poids de la gestion du domaine. Cette insouciance peut être interprétée à différents niveaux. Peut-être n'est-elle qu'apparente et constitue-t-elle le moyen volontaire que Diego met en œuvre afin d'égarer tout soupçon sur un éventuel lien entre lui et Zorro, histoire de se protéger. C'est d'ailleurs la lecture qui est habituellement donnée à l'inconsistance relative du personnage. Mais, dans le propos qui est le nôtre, on peut y voir aussi, l'imperfection humaine de Diego, sous forme d'un petit penchant pour l'oisiveté et le confort. Ce trait de caractère est livré au spectateur car il doit le connaître, comme Diego doit en prendre pleinement conscience, tout cheminement initiatique procédant avant tout de la connaissance de soi. Ainsi, malgré des qualités incontestables que nous développerons plus loin, Diego nous donne à voir un personnage relativement égocentré qui va devoir obligatoirement ouvrir son champ de vision et son cœur, pour faire vivre le cavalier noir, justicier et altruiste, qui est en lui. Alors de Diego à Zorro, dans les actes bien-sûr, mais aussi dans la forme même du nom, l'*ego* va fondre, se retirer et être remplacé par la double dimension de l'« r » et ce majestueux « Z » dont nous aurons à dire la puissance symbolique.

Si le prénom de notre jeune aristocrate est riche de sens, son patronyme n'est certainement pas en reste. Véga. Quel joli nom ! C'est celui de l'étoile la plus brillante de la constellation de la lyre et une des plus lumineuses du ciel. Est-ce pur hasard pour celui qui porte en lui l'homme capable de briller dans les ténèbres et de faire surgir la lumière du plus profond de l'obscurité ? L'étoile a toujours guidé l'homme dans la nuit, le pèlerin sur le chemin de Compostelle, les marins dans l'immensité de l'océan, les rois mages à la rencontre de la crèche. Et Véga est promise à un bel avenir dans ce domaine, car certaines études de la Nasa prédisent que, d'ici environ 12 000 ans, elle sera la nouvelle étoile polaire, c'est-à-dire celle qui, au nord se trouvera dans le prolongement de l'axe de rotation de notre belle planète bleue. C'est autour de Véga que les autres étoiles sembleront danser, au gré de la rotation de la terre. C'est elle qui servira de repère dans le ciel pour l'orientation des hommes. L'Homme a non seulement fait de l'étoile un guide, mais il l'a parée de tout une dimension symbolique. Ce champ d'exploration est presque aussi vaste que l'univers et, pour ne pas nous égarer dans une trop lointaine galaxie, nous nous limiterons à l'étoile à cinq branches, symbole ésotérique familier des voies initiatiques. Cette étoile, tracée pointe en haut, représente l'esprit dans la matière, une union du visible et de l'invisible, la conscience incarnée. Dans d'autres traditions, elle est le symbole de l'harmonie et de la perfection. Enfin, elle figure l'homme *réalisé* à l'image de « l'homme de Vitruve » représenté par Léonard de Vinci, cet homme debout, bras et jambes écartés, s'inscrivant dans un cercle et dans un carré, et qui réussit l'union du ciel et de la terre grâce au passage du rationnel au transcendant et du transcendant au rationnel. Cet homme lumineux, est, comme l'est Zorro, en harmonie avec le monde qui l'entoure, solidaire des autres et porteurs des valeurs de justice et de fraternité. Ainsi le nom même de Diego de la Vega comporte en lui tout le chemin de l'initié, la transformation qui mène de l'homme égocentré à celui qui se couche dans l'étoile.

Diego de la Vega, hormis cette oisiveté relative que nous avons évoquée, est un homme plein de qualités. C'est un beau brun, grand, souriant, visage équilibré, moustache taillée à la perfection, cheveux coiffés en arrière, dents d'une blancheur éclatante, port altier et silhouette parfaite, sans un poil de graisse. Il aime jouer la sérénade aux charmantes señoritas et est d'une grande courtoisie avec celles-ci. De plus, la malice et l'intelligence se lisent dans son regard. Enfin, il est très instruit, ayant fait de brillantes études en Espagne et c'est un excellent parti car son père possède la plus belle propriété de la région, quelques milliers de têtes de bétails et une centaine de chevaux.

Diego est le gendre parfait ! Mais si l'on creuse un peu plus on peut entrevoir que non seulement c'est un garçon sympathique et souriant, mais que c'est aussi un « bel homme », un terreau fertile, bref un « initiable ».

Oswald Wirth, initié et fondateur de la revue « Le Symbolisme » au début du XXe siècle, écrit dans son livre « Les mystères de l'Art Royal » : *« Tout bois n'est pas bon pour faire du mercure, toute roche ne fournit pas une pierre convenable aux constructeurs, tout aspirant à l'initiation n'est pas initiable.* » Et cette idée ne date pas d'hier, puisqu'à l'entrée de l'Académie, école fondée à Athènes par Platon, on pouvait lire « *Que nul n'entre ici s'il n'est géomètre* » et qu'il faut entendre comme suit « *Que pas un inapte à la géométrie n'entre !* » Je rajouterai qu'on ne fait pas pousser un potager dans un champ de ronces. Bref, il y a des qualités requises pour devenir un initié. Cette « sélection » ne relève pas d'un esprit d'élite, au sens moderne du terme, ne vise pas à déconsidérer celui dont le profil n'est pas adapté, mais à s'assurer que celui qui entreprend cette voie difficile a des chances de s'y épanouir et de progresser avec succès. Alors on va s'enquérir de sa volonté et de sa détermination, mais aussi de son bon équilibre psychique, d'un relatif contrôle de ses pulsions, de son attirance pour la vertu plutôt que pour le vice et d'un minimum d'intelligence au sens large du terme. Dans l'épisode « Invitation à la mort » de la saison 2 de Zorro, nous est donné l'exemple d'un homme qui ne peut accéder à une dimension supérieure parce qu'il est incapable de se maîtriser et d'effectuer un travail sur lui-même. C'est le capitaine Arrelano. Le gouverneur le considère comme un jeune homme brillant qui pourrait devenir un grand homme s'il parvenait à surmonter ses faiblesses, en particulier ses pulsions pour la fille du gouverneur (dont le cœur est pris par ailleurs). Le gouverneur s'en est entretenu avec le jeune militaire, lui a dit sa confiance mais qu'il devait progresser. Cependant, alors que le gouverneur, immobilisé par une mauvaise fracture lui offre le poste de «gouverneur par intérim», le capitaine continue de harceler la jeune femme. Elle s'en plaint à son père. Comprenant qu'Arrelano est incapable d'évoluer, le gouverneur lui retire sa confiance par ces mots édifiants pour notre propos : « *Je vous offre l'occasion de gouverner la Californie et vous êtes incapables de contrôler vos impulsions. Jamais un homme ne gouvernera les autres tant qu'il sera incapable de se gouverner lui-même.* » Voilà bien une phrase qu'un rituel initiatique pourrait revendiquer ! C'est pourquoi, dans les initiations d'hier et d'aujourd'hui, le postulant doit être proposé par un des membres du groupe d'initiés qui, le connaissant, se porte garant de ses qualités. Et c'est aussi pourquoi, les futurs initiés sont éprouvés et purifiés avant ou pendant la cérémonie d'initiation. Ces épreuves, si elles sont aujourd'hui d'ordre symbolique, étaient particulièrement dures dans les initiations à Mystères de l'Antiquité où l'on imposait, le jeun, l'abstinence sexuelle, l'isolement dans un lieu obscur, des immersions en eau glacée ou des purifications par le feu, pour n'en citer que quelque unes. Alors testons notre candidat Diego afin de savoir s'il est « initiable ». Est-il équilibré psychiquement ? Sans nul doute, il vit en harmonie avec chacun, est souriant et serein, et fait preuve d'une certaine tempérance. Est-il un homme de courage et de détermination ? Il lui en fallu certainement pour dresser les chevaux de son père tout autant que pour mener à bien ses longues études et acquérir une excellente pratique de l'escrime. Ces apprentissages nous disent aussi l'intelligence de Diego, apte à maîtriser son corps aussi bien que son esprit. A-t-il le sens de la vertu ? Son absence d'investissement dans les affaires politiques nous enseigne qu'il n'a pas soif de pouvoir, il ne cherche pas à dominer les autres, et la contrariété affichée sur son visage lorsqu'une injustice est commise témoigne de son altruisme et de sa générosité. Il a le cœur ouvert et ceci se confirme dans son amitié envers Bernardo, pourtant sensé être son serviteur, mais qu'il considère avec respect et chaleur humaine. Enfin, nulle avidité chez ce jeune homme qui se satisfait parfaitement de ce qu'il possède et pratique sans le savoir la doctrine bouddhiste du « contentement ». C'est une belle personne que ce Diego et si l'on m'avait demandé mon avis, j'aurais voté favorablement pour qu'il intègre le cercle des initiés !

Zorro-le-renard

Fermez les yeux et rappelez-vous les toutes premières images du générique de Zorro. Inscrit en lettres blanches sur un mur grossier, peut-être la paroi d'une grotte : « *Walt Disney présente...ZORRO* » et, immédiatement, se superpose au nom de Zorro la tête d'un renard en ombre chinoise, de profil, avec juste la fente d'un œil, esquissée en blanc. La silhouette reste deux secondes à l'écran puis, en un rapide fondu, se transforme en l'image de Zorro,qui apparaît face à nous, épée en main, se cachant le visage du bras gauche. Notons que dans les rediffusions actuelles, cette partie initiale a été, hélas, supprimée et le générique commence directement sur le cavalier qui surgit hors de la nuit. Cette ombre fugitive et mystérieuse n'est pas là par harsard. Elle vient nous ouvrir au sens de « Zorro », qui signifie « renard » en espagnol et nous confier que ce petit canidé, élégant et rusé, constitue l'animal totem de notre héros.

Le renard roux (Vulpes vulpes) est une espèce très répandue de par le monde puisqu'on la trouve aussi bien chez nous, en Europe, que chez Zorro, en Amérique du nord, ou encore en Asie, en Afrique du nord et en Australie. Très adaptable à tous les environnements, il sait se fondre dans le décor et devenir presque invisible. Tiens, tiens ! Il s'abrite dans un terrier qu'il creuse lui-même ou emprunte à un lapin ou à un blaireau, en y apportant quelques adaptations. Ainsi, il prévoit toujours à son terrier plusieurs issues, plus ou moins secrètes, notamment en vue de ses sorties crépusculaires ou nocturnes. Voilà qui nous rappelle quelque chose. Animal assez solitaire mais intelligent et pourvu d'une mémoire surprenante, il a deux façons de capturer sa proie : soit, après une longue phase d'observation immobile, il jaillit, se jette sur elle et la cloue au sol, soit il se lance dans d'incroyables poursuites, bondissant dans tous les sens, et par son agilité et sa rapidité, parvient à bloquer l'ennemi. Toute ressemblance avec un personnage de notre connaissance ... C'est aussi grâce à sa course bondissante et à ses trajectoires infléchies par la ruse qu'il échappe à des prédateurs plus puissants que lui, comme le loup, le lynx, le coyote ou même l'ours. Le nom latin du renard comporte en lui l'information puisque *vulpes*, vient de *volvere* (tourner) et *pes* (pattes) : le renard est *celui dont les pieds virevoltent*, ce qui lui permet de courir en zigzaguant... et donc en traçant des « Z » !

Comme c'est souvent le cas pour les êtres trop brillants, le regard que l'on porte sur cet animal va d'un extrême à l'autre. Certains y voient un chapardeur de poules qu'il faut pourchasser et abattre, d'autres, un petit animal vif et précieux qui débarrasse les champs des mulots et autres rats voraces. Et symboliquement aussi, cette ambivalence se retrouve. Partant toujours de sa ruse et de son agilité, les différentes traditions associent au renard une image positive ou négative, et donc, le relient au divin ou au diabolique. En Asie, la dimension symbolique est plutôt favorable au renard. Pour les peuples de Chine, du fait qu'il vit au contact des forces génératrices de la terre, il est le symbole de la force vitale et de la longévité. Mais il ne se contente pas de cette force vitale terrestre et aspire à la sagesse et à un pouvoir spirituel croissant. C'est peut-être pour cela que l'on pense qu'il aurait les clés de la vie éternelle. Au Japon, il est le compagnon d'Inari, la déesse de l'abondance, et le protecteur de la nourriture. Il est donc, dans ces terres lointaines, considéré comme un *kami*, c'est-à-dire une puissante et troublante force spirituelle, à l'instar de celles du tonnerre, des échos ou des dragons. En Europe, et particulièrement au Moyen-âge, Maître renard est nettement moins bien vu. On l'apparente au monde de la sorcellerie et on en fait volontiers un être démoniaque. À cette époque, c'est le mot «goupil» qui désigne ce petit carnassier et, incroyablement, c'est une œuvre littéraire qui va changer le cours de la langue, « Le Roman de Renart ». Ce poème allégorique et satyrique, qui met en scène *Renart* le goupil et *Ysengrin* le loup, va connaître un tel succès que le nom propre « Renart » va se substituer définitivement, dans notre belle langue, au mot « goupil ». Comme quoi le renard est rusé ! Mais ce roman, qui utilise le renard pour faire une critique sociale des classes dominantes, ne contribue pas à développer une image flatteuse de notre cher animal, déjà considéré comme malfaisant par Aristote, par les fables antiques et par les évangiles. Renart est donc le représentant au minimum de la fourberie et de la perfidie et va même, symboliquement, par son pelage roux, semblable aux couleurs des flammes de l'enfer, être l'annonce du diable. Représenté sur certaines enluminures, bible et chapelet en main, face à une volaille hébétée, il figure les faux prédicateurs manipulant les petites gens. Dans le Bestiaire enluminé d'Ashmole, au XIIIe siècle, on relate la façon dont il se roule dans la terre rouge puis se couche sur le côté, langue pendante, afin de paraître mort et ensanglanté et d'attirer ainsi les oiseaux de charognes, pies et autres geais, prêts à le dévorer. Il n'a plus alors qu'à se jeter sur eux goulument. Imposture qui consiste à simuler la mort, voilà bien l'incarnation du mal, voilà bien l'œuvre du malin ! ... Mais sa marche de travers, ses ruses et la couleur de son pelage ne sont pas les seules raisons de tant d'opprobre. La fourrure de l'animal est fort prisée, sa queue et son foie sont utilisés à des fins religieuses ou thérapeutiques, et il faut bien se donner bonne conscience par des allégations morales pour justifier la chasse effrénée qu'on lui fait. Plus près de nous, l'image du renard se radoucit et il devient même un sage sous la plume de Saint Exupéry dans la très belle histoire du « Petit Prince ». Renard n'use pas de sa ruse et même demande à être apprivoisé. Il souhaite être aimé. Renard va apprendre au jeune garçon, aux cheveux d'or et au rire cristallin, la beauté de l'amitié. Et sa sagesse transparaît dans cette si belle phrase, devenue célèbre : « On ne voit bien qu'avec le cœur, l'essentiel est invisible pour les yeux. »

Cependant, le renard dont il est question ici, celui qui est dans l'imaginaire de Johnston McCulley quand il crée le personnage de Zorro, c'est le renard d'Amérique. Alors quittons le vieux continent pour rejoindre le Nouveau Monde. Dans la Tradition amérindienne, le rapport à l'animal est très différent. L'homme n'est pas séparé de la nature. Il ne se place pas en position supérieure et dominante mais considère le monde végétal et le monde animal comme ses égaux, ses alliés. Le monde ne lui appartient pas, il appartient au monde. Il voit dans la lune, sa sœur, et dans l'arbre ou le renard, ses frères. Les animaux ne sont pas détournés pour caricaturer les humains mais pour accompagner ceux-ci et les aider à « grandir ». C'est ce que l'on appelle les « animaux-totem ». Le conseil des sages, ou le chaman lors d'une vision extatique, savent quel animal attribuer à chaque membre de la tribu. Lors d'une des initiations marquant les grandes étapes de la vie, cet animal symbolique va devenir l'indissociable compagnon de l'individu. Il sera à jamais « l'enseigneur » qui l'aide à y voir plus clair en lui, le modèle dont il devra s'approprier les forces et les énergies. L'animal totem sera un indéfectible repère. Par lui, l'individu reconnaît les dons qui sont les siens, les responsabilités qui en découlent, accède au sens profond de la vie et peut se réaliser pleinement en tant qu'Homme. Alors quels sont les messages du renard s'il est l'animal totem de Zorro ? Le petit animal roux est marqueur de sensibilité et d'intelligence fine. Il encourage de plus notre héros à développer sa capacité de discernement, c'est-à-dire l'art de voir à travers la tromperie. Il lui transmet sa vivacité et son agilité physique mais aussi psychique, permettant une prise de décision rapide et une mise en action immédiate. Il l'invite à rejoindre le monde de la nuit, celui de l'invisible, pour servir sa cause noble et lui offre enfin de précieux enseignements sur la manière de contourner les obstacles plutôt que de les aborder de front.

« Contourner » plutôt que « d'affronter ». Voilà bien un message de Sagesse. Zorro n'a pas pour animal totem le bison ou l'ours qui symboliseraient la puissance et la force. Il n'est pas taillé comme un Hercule. Il n'a pas le statut social d'un empereur, d'un président, d'un tout puissant. Il est courageux mais pas démesurément téméraire. Bref, il est ce qu'il est, et doit, comme l'y encourage le renard, faire avec ce qu'il a. D'ailleurs, dans un des tout premiers épisodes du feuilleton télévisé, Diego annonce clairement cette prise de conscience : « *Si tu n'as ni le courage ni la force du lion, emploie la ruse du renard* ». Dans nos cultures, la ruse est assez systématiquement associée à la lâcheté et à la malveillance, et pourtant elle peut être une véritable voie de sagesse. D'abord, parce que recourir à la ruse c'est avoir conscience de ses limites. Son usage témoigne de la connaissance de soi et d'une certaine humilité qui sont des qualités essentielles pour l'initié en chemin. Ensuite, parce que éviter l'affrontement direct, c'est une façon de ne pas mettre son entourage en péril. Ainsi, Zorro, en abordant ses ennemis de manière frontale, ferait sans doute courir des risques à son père. Ce choix est donc la marque de l'attention à autrui. Prémunir l'autre, quitte à rester dans l'ombre. Belle abnégation de l'ego, n'est-ce-pas? Enfin, beaucoup de traditions nous invitent à cette forme de ruse que l'on pourrait appeler «le dépassement de la dualité» et qui élève nos actions vers plus d'harmonie et de noblesse. Mais de quoi s'agit-il? Admettons qu'il existe une source commune à toute chose, le « UN ». Cette essence originelle est du domaine de l'invisible et inaccessible, dans sa totalité, à la connaissance humaine. C'est le monde manifesté que nous pouvons percevoir, la création issue du Principe originel, d'où le nécessaire déploiement de ce monde manifesté et le passage du « UN » au « DEUX ». Ainsi de la source jaillissent des couples de polarités, le ciel et la terre, l'ombre et la lumière, le féminin et le masculin, la Yin et le Yang... La dualité est donc nécessaire puisqu'elle constitue une différenciation qui rend les choses perceptibles. Comment comprendre le blanc si on ne connaît pas le noir? Là où elle peut nous jouer des tours, c'est si nous « radicalisons » le « DEUX », en faisant de ces pôles complémentaires des opposés et en prenant partie pour l'un ou pour l'autre. Le blanc c'est bien, le noir c'est mal. L'homme est une bonne créature, la femme une mauvaise. C'est pourquoi celui (ou celle!) qui est en quête d'harmonie est invité à passer du « DEUX » au « TROIS », à ne pas s'installer dans une opposition duelle, dans une vision binaire réductrice, mais à « ruser » en recherchant le troisième terme qui relie et dépasse les extrêmes. Par le « TROIS », on découvre la conciliation des contraires, on évite l'affrontement et on se rapproche de la Source créatrice. Le « TROIS » est, dans bien des traditions, le nombre de l'initié. Jung écrit : « *Le trois, c'est l'UN devenu connaissable.* » Un exemple concret? Prenons le chasseur et le lapin. La vision duelle les donne comme deux opposés, chacun à un bout du fusil. Le chasseur est le tueur, le méchant. Quoi de pire que d'ôter la vie ? Alors je suis *contre* le chasseur. Mais un autre dira que les lapins prolifèrent ou que le chasseur a besoin du lapin pour se nourrir. Il sera *pour* le chasseur. Situation duelle inextricable qui conduit à deux clans qui vont se faire violence, au moins verbalement. Alors que faire ? Chercher le troisième terme. Non pas un compromis, genre quota à mi-chemin, qui ne satisfait ni un camp ni l'autre, mais un troisième terme qui élève le débat et relie les opposés. Ici, ce pourrait être « la dignité de la vie ». Si la dignité de la vie est prise en compte par les deux camps, le chasseur ne tuera pas pour assouvir sa soif de puissance ou ses pulsions violentes, mais seulement si c'est nécessaire et de manière mesurée, c'est-à-dire s'il a faim ou si les lapins pullulent. Et à l'inverse si le sacrifice de quelques lapins est nécessaire à la survie du chasseur, le pro-lapin pourra l'accepter. Ainsi on peut dire que les Indiens d'Amérique contemporains de Zorro connaissaient le nombre trois et la dignité de la vie, puisqu'ils rendaient systématiquement hommage aux animaux qu'ils chassaient et avaient, pour leurs proies, un profond respect.

Zorro aussi à la maîtrise du nombre trois. Pour s'en convaincre il n'est qu'à regarder un des nombreux duels dans lequel il est impliqué. Quoi de plus « duel » qu'un duel ? Deux personnages face à face qui s'affrontent et une seule issue possible, la mort de l'un ou de l'autre. Le duel nous dit la potentielle cruauté du « Deux ». Mais Zorro, lui, sautillant et souriant, passe la majeure partie du combat à nous montrer que l'on peut trouver une troisième voie. Il coupe la trajectoire de son adversaire, enjambe le balcon, se suspend au lustre, bref il « change de plan » et déstructure la dualité. Et quand, à la fin, son ennemi est, bien évidemment, à sa merci, que l'épée n'a plus qu'à pénétrer les chairs selon la règle infaillible du duel, il trouve le troisième terme, celui de la compassion, et épargne son adversaire. Il lui laisse la Vie mais il n'omet pas de le punir et surtout de le rendre incapable de nuire à nouveau.

Une ombre dans la nuit

L'ombre du renard s'est estompée en laissant place à la noire silhouette de Zorro. Zorro c'est, au premier regard, une silhouette, une ombre agile qui traverse la nuit.

Offrant un contraste marqué avec les tenues joyeusement colorées de Diego de la Vega, Zorro est extrêmement sobre, puisque vêtu de noir des pieds jusqu'à la tête. Seul un fin trait argenté, posé comme un rayon de lune, s'enroule autour de son chapeau. Les gants et les bottes de cuir, couleurs de jais, parachèvent la noirceur du costume du héros, ne laissant émerger de l'obscurité que les yeux brillants de malice, le tiers inférieur du visage au sourire ravageur et la fine et brillante lame de l'épée. Pourquoi tout ce noir ? Dans une première approche, il semble « clair » que ce « noir intégral » est idéal pour se fondre dans l'obscurité, puisque les interventions de Zorro, comme celles du renard, se font à la nuit tombée. Nous pourrions dire aussi que cette teinte est particulièrement seyante, qu'elle affine la silhouette et crée une harmonieuse unité lorsque Zorro chevauche son bel étalon noir au pelage lustré. Mais en poussant un peu plus du côté de la réflexion symbolique, le noir a bien d'autres choses à nous dire.

Le noir nous entraîne du côté de l'anonymat et de l'humilité. Ainsi, le « Chevalier Noir », figure héroïque de la littérature médiévale anglo-saxonne, est un chevalier qui n'a pas prêté allégeance à un seigneur et n'en porte donc pas les couleurs. Il garde sa liberté de s'engager sur les causes qui lui font sens et n'agit pas pour servir son nom propre ou celui de son suzerain. Cet anonymat, et le fait de ne pas obéir au système social ambiant, en font un personnage attachant et autorisent, bien évidemment, un rapprochement avec notre « cavalier noir ». C'est aussi pour mettre en retrait l'individu derrière la cause commune que les ordres religieux, et, également, les ordres initiatiques, adoptent volontiers l'habit noir. Le petit « moi » s'efface. En « tenue d'ombre », chacun ressemble à son frère et ne peut se gausser d'une plus belle apparence. Le noir est la marque du renoncement aux vanités du monde. Il est donc le symbole de la tempérance et de la rigueur. Il est surtout le signe de la mise au service d'une cause supérieure. Et l'humilité peut éclore, qui n'est pas rabaissement ni mépris de l'individu, mais ouverture à une dimension supérieure, plus importante que l'ego, et qu'il appartient à celui qui est « en recherche » de féconder en lui.

L'humilité nous mène ainsi à l'humus, qui en est la source étymologique. L'humus c'est la terre, la terre noire, la terre dite « adamique », celle à partir de laquelle Dieu créa l'homme selon le texte de la Genèse. Cette couche superficielle du sol, très fertile, accueille la semence et permet le développement de la plante ou de l'arbre, jusqu'au fruit. Ainsi le noir de la terre nous renvoie à cette « terre des origines » d'où jaillit toute créature, mais aussi à cette « terre intérieure » où l'initié cultive sa propre graine de sagesse. L'éveil, la sagesse, la vérité, dont il a la potentialité au fond de lui, est souvent désignée par le mot « Lumière ». Etre initié peut se dire « *trouver la Lumière* » et comme cet éveil de la conscience résulte d'un travail intérieur, l'initiation consiste à enluminer son obscurité, chasser la part d'ombre qui est au fond de soi pour que vive la Lumière. Quand la silhouette noire de Zorro apparaît dans la nuit, laquelle symbolise l'obscurantisme, c'est pour faire jaillir la lumière de la justice et de la vérité. Mais si notre héros ne faillit jamais, c'est parce qu'il est un initié et qu'il a préalablement fait jaillir la Lumière de sa propre obscurité. Il est indéfectiblement relié à la Source.

Paradoxalement, le noir c'est la couleur de la mort, du deuil, de la tristesse. Paradoxe car Zorro non seulement ne tue pas, même ses ennemis, mais, au contraire, il empêche, par son action vertueuse, la mort d'innocents, injustement menacés par des hommes violents abusant de leur pouvoir. Il est un défenseur, à tout prix, de la vie. Et ce noir n'est pas là non plus pour nous dire que Zorro risque de mourir car le suspense, sur ce point, est peu différent de Zéro ! Zorro sera forcément vainqueur, ça, c'est une certitude. Alors pourquoi le noir de la mort plane-t-il ainsi sur notre personnage ? Une fois encore, c'est en pensant autrement que viennent quelques clés de lecture et, notamment, en envisageant la mort comme une « mort symbolique ». Celle-ci est une constante dans l'initiation. Il y a « mort » et « renaissance ». Non pas pour dire que l'initié ressuscite après la mort du corps, mais pour dire que l'initiation exige la mort du « vieil homme », celui qu'il était avant sa mise en chemin et qu'on appelle volontiers l'homme profane. L'initié s'engage à remettre en question tout ce qu'il a acquis antérieurement, par exemple ses certitudes, son statut social, parfois même son mode de vie. Sans cela, l'initiation véritable n'est pas possible. Il lui faut être capable de se dépouiller, de se mettre à nu en quelque sorte, pour se rendre fécond et disponible à sa quête intérieure. Lorsque Diego devient Zorro, il passe d'un homme issu d'une famille considérée et honorable au statut de « hors-la-loi ». Il quitte ses habits élégants pour une austère sobriété. Il se prive de la chaleureuse complicité de son père pour agir seul. Il sort du confort douillet de la riche hacienda pour rejoindre la dureté de l'aventure figurée par la grotte ou l'aride nature californienne. Il abandonne sa nonchalance, sa sécurité, ses peurs, pour la nécessaire prise de risque qu'exige la défense de l'opprimé. Bref, il tue le « vieil homme » pour permettre l'émergence du héros. Dans le feuilleton d'origine publié par Johnston McCulley, Diego s'exprime ainsi : « *Dès l'instant où j'endossais la cape et le masque, la part de don Diego qui était en moi disparaissait. Mon corps se redressait, un sang nouveau irriguait mes veines, ma voix devenait plus forte et plus ferme, je m'enflammais* ! » C'est la métamorphose de l'initié, c'est la mort de la chenille rampante pour que vive le papillon. Oui, le « noir » nous dit ici la nécessaire mort symbolique de Diego pour que naisse Zorro.

Il y a un glissement subtil et récurrent, notamment dans le générique, mais aussi lors des duels, entre la noire silhouette de Zorro et son ombre projetée sur les murs. Car Zorro est une ombre. Il en a la couleur et la fluidité. Plus agile que n'importe quel chat de gouttière (même le mien qui porte pourtant un nom d'ange), il se glisse sur les toits, devenant l'ombre qui plane sur les projets malfaisants des méchants, puis il rampe, se faufile et bondit, bravant les lois de la gravité et parvient ainsi au cœur des lieux dangereux et interdits, tels la caserne et la maison du gouverneur où se fomentent les mauvais coups. Cette agilité extrême introduit la notion d'inattendu car Zorro n'est jamais là où on le pense. On l'attire par la porte, il est sur le toit. On croit qu'il se tient derrière la fenêtre, le voici qui escalade le balcon. Hors des clous, Zorro ne respecte pas les codes, il ne fait pas comme tout le monde, il ne pense pas comme le commun des mortels. Avez-vous remarqué comment les « sages » sont inattendus, dans leurs actes, dans leurs paroles ? Jésus, Bouddha, Socrate, Rumi et tant d'autres nous surprennent et nous déstabilisent. Et, même plus, ils remettent en question nos repères. Et non seulement Zorro est dans une pensée non conventionnelle mais il refuse la règle et la transgresse, s'il le faut, pour faire valoir la vérité de la dignité humaine qu'il estime supérieure à la loi des soldats. La caserne, comme espace clos et cerné de hauts murs infranchissables, c'est un peu la pensée dogmatique qui limite et enferme. Chaque fois que Zorro escalade un mur, il sublime les interdits, il s'affranchit de la règle sociale et de sa pesanteur, il s'ouvre à la pensée du cœur, il s'envole pour contourner l'obstacle et le spectateur ressent au plus profond de lui la noblesse de la cause. La fluidité de Zorro, c'est un message mêlé de liberté et d'amour.

L'objectif premier d'une quête initiatique n'est pas la recherche d'un bonheur personnel. Cependant il est incontestable que cette démarche, entreprise en toute authenticité, conduit à une certaine fluidité de l'être. Au fil du chemin, l'initié reconnaît ses conflits intérieurs, maîtrise ses peurs, relativise « l'avoir » et aborde autrui et le monde qui l'entoure par ce qui relie et non plus par ce qui oppose. Alors la vie se simplifie, naturellement, devient moins heurtée, plus douce. Cette fluidité de l'être (avec un petit « e ») ouvre le champ à la fluidité de l'Être, c'est-à-dire à l'épanouissement de cette force divine, cachée au fond de lui, qui était « empêchée ». Zorro, libre, déconnecté de la pesanteur de la matière et relié à la fluidité de l'Esprit, dépasse, par une voie ascensionnelle, les obstacles demeurés insurmontables pour le commun des mortels et défait de ses liens la Vérité entravée. Ombre noire et mouvante, il se confond dans la nuit avec cette force intérieure qui l'anime, cette force qui n'a pas de nom et que nous penserons comme *l'insaisissable*, ou *l'invisible.*

Les accessoires du costume de Zorro

La tenue de Zorro, c'est une silhouette noire mais c'est aussi une panoplie complète, faite d'un certain nombre d'accessoires, dont le héros ne se départit jamais et qui sont également riches de sens symbolique. Zorro ne serait pas Zorro sans son masque bien sûr, sa cape, son chapeau, ses bottes, son épée, et plus accessoirement son fouet. Chaque fois que Diego devient Zorro, il enfile sa tenue et se pare de tous ces précieux accessoires. Comme nous l'avons déjà mentionné, l'arrivée de Zorro est toujours annoncée, il ne survient jamais à l'improviste, non seulement parce que Diego doit « changer de peau », mais parce que le spectateur aussi doit amorcer sa propre conversion pour s'apparenter au personnage.

Revêtir l'habit de Zorro correspond à un véritable rituel. Rituel non pas au sens de protocole ou d'habitude, mais comme moyen de préparer un changement de conscience. Toutes les voies spirituelles font appel à un rituel, aussi bien les religions exotériques que les quêtes empruntant une voie intérieure. Le rituel est une action symbolique qui permet de se rendre disponible pour la rencontre avec cette dimension supérieure que l'initié recherche. Les gestes symboliques, répétés en leur forme immuable, à chaque tentative de rencontre, permettent à l'individu de se défaire de l'agitation du mental, faite de ruminations incessantes relatives au quotidien, au passé, au futur, à ses inquiétudes et aux jaillissements émotionnels, ruminations qui l'empêchent de se concentrer sur l'essentiel. Tous ceux qui s'adonnent à la méditation savent combien il est difficile de tarir le flux permanent de nos pensées et de se poser dans un véritable silence. C'est pourtant la condition nécessaire pour accéder pleinement à son intériorité et pouvoir goûter à la saveur de la « Présence ». Le rituel permet de se situer dans un temps hors du temps, un temps que l'on qualifie de « sacré ». Mais quel sens donner à ce mot ? Le sacré est ce qui résonne du Divin et contribue à la reliance avec cette force première de Création. Ainsi peuvent être sacrés une pierre ou un arbre, une montagne ou un lac, un temple ou une église, un livre ou un rituel... En contemplant la pierre, l'arbre, en arpentant la montagne ou les rives du lac, en entrant dans le temple ou l'église, en ouvrant le livre ou en déroulant le rituel, l'Homme se reconnecte avec cette force de Vie, ce « Un » originel, et y puise l'énergie unifiante et vivifiante, l'ouvrant à un nouvel état d'être. C'est parce qu'il revêt son costume d'initié, sans négliger aucun des éléments qui le constitue (même quand il est pressé et c'est souvent le cas !) que Diego se met en condition de devenir Zorro et de recueillir la force d'invincibilité nécessaire à son action.

Le Masque

À tout seigneur tout honneur, le masque est l'accessoire essentiel pour que Zorro soit. Zorro est un renard sous un loup ! Loup noir et loup « augmenté » car il ne cerne pas seulement le contour des yeux mais couvre toute la moitié supérieure du visage, ne laissant percer que la pétillance du regard et le sourire charmeur que je ne me lasse pas d'évoquer.

Objet présent dans la quasi-totalité des sociétés archaïques ou modernes, on en retrouve la trace jusque dans la plus haute antiquité. Le masque est un moyen et de changer son apparence, un simulacre facial, mais ses pouvoirs vont bien au-delà. Sa fonction, première, celle qui vient immédiatement à l'esprit, c'est la dissimulation.

On met un masque pour ne pas être reconnu. C'est pour qu'on ne sache pas qui se cache derrière Zorro que Diego doit voiler son visage. C'est dans le même but que les masques illuminent de leurs paillettes et de leurs plumes les Carnaval et notamment celui de Venise. Complice de liberté et d'anonymat, le masque permet de dire ce qui ne se dit pas, de changer de sexe, de se faire ouvrir la porte des palais dont les codes sociaux interdisent l'accès à visage découvert, ou encore de donner vie aux amours impossibles. Et ce Carnaval n'est que la survivance probable des fêtes dionysiaques en Grèce ou des Saturnales à Rome, réjouissances populaires, où le masque, déjà, était présent. Le visage dissimulé, l'individu n'est pas identifié et peut laisser s'exprimer des désirs réfrénés et transgresser les règles sociales et morales. Notons au passage que, lorsque le masque est utilisé à des fins de dissimulation, c'est, hélas, plus souvent pour permettre des actions peu louables que pour aller défendre l'opprimé ! Voilà pourquoi, sans doute, les autorités de la ville de Venise seront amenées, au XIVe siècle, à interdire totalement le port de cet accessoire en dehors de la période du Carnaval.

Mettre un masque peut également vouloir dire « vivre une métamorphose ». C'est le rôle du masque de théâtre bien sûr, mais aussi de celui que l'homme se choisit lors du jeu de déguisement. L'individu, non seulement ne ressemble plus à ce qu'il est, mais surtout accède à une nouvelle image qui lui fait sens. Il peut se transformer en un personnage idéalisé ou symbolique, faire affleurer son inconscient sur cette peau de carton ou de tissu. Et le masque nous en dit long sur sa quête d'identité. D'ores et déjà, le masque, sensé cacher, révèle... Et cette métamorphose peut aller bien au-delà d'un simple changement ludique de personnage pour devenir véritable

« transmutation », accès à un nouvel état d'être. Avez-vous remarqué comme le masque est dérangeant pour celui qui regarde le personnage masqué ? Il est bien plus qu'étonnant. Il est à la fois fascinant et inquiétant. L'une des raisons en est l'immobilité que constitue cet écran posé sur la peau et, de ce fait, la disparition de toute émotion perceptible. On réalise combien, au-delà des mots qui sont échangés avec autrui, l'expression non verbale est importante. Un sourcil froncé, une bouche à demi ouverte ou un petit sourire pincé sont porteurs de sens et le fait de plus avoir accès à ces indicateurs nous déroute. Symboliquement, le « masqué » devient un être qui dépasse ses émotions et se met à distance de son « petit moi » pour rejoindre une dimension supérieure.

Autres masques de métamorphose par excellence, ce sont les masques primitifs tribaux, les plus anciens des masques. Qui n'a en tête ceux, impressionnants, des Dogons, des Népalais ou des Aztèques. Jouant un rôle essentiel dans les premières civilisations de tous les continents, ils sont des objets rituels, souvent travaillés dans des matériaux précieux et ornés avec soin. Rien à voir avec le bout de tissu noir qui habille le visage de Zorro. Mais leur rôle est de communiquer avec les esprits, alors rien n'est trop beau. Ces masques sont l'intermédiaire entre les hommes et les dieux et protègent contre les esprits maléfiques. Ils permettent aux hommes de prendre possession des forces invisibles, de les incarner. Ceux qui les portent sont investis des attributs reconnus à la force divine ou à l'esprit de l'animal représentés sur le masque. Chez les amérindiens, notamment dans les tribus amies de Zorro, ils sont l'objet sacré des Chamanes qui leur donnent vie, par les mouvements saccadés des danses sacrées, sous la lueur tremblante des flammes et au son vibrant du tambour.

Mais revenons à notre justicier masqué. Est-ce pour se cacher qu'il porte le masque ? Au premier degré, oui. Nous en convenons, mieux vaut pour Diego et sa famille qu'il ne soit pas identifié comme étant ce hors-la-loi qui attise la colère des autorités. Mais vous m'accorderez que l'on ne peut se contenter de cette simple « lecture ». D'ailleurs si s'est uniquement pour masquer son identité que Diego fait appel au loup, c'est un peu raté, car nous, spectateurs, le reconnaissons bien facilement et quand, dans certains épisodes, un « faux Zorro » se glisse sous le masque, nous n'hésitons pas une seconde, surtout si c'est le sergent Garcia ! Alors si nous sommes les seuls à pouvoir le reconnaître, alors que ni les brillants militaires, ni même le propre père de Diego n'en sont capables, c'est peut-être, une fois encore, parce que *nous sommes un peu Zorro* ou en tout cas appelés à le devenir. Ainsi, ce masque, qui ne cache qu'aux yeux de certains, nous invite à la « métamorphose » et nous donne à voir l'image de l'initié vers laquelle tendre.

Glissons quelques instants de ce masque au bandeau dont on couvre le visage du postulant prétendant à l'initiation, dans bon nombre de traditions. Ce bandeau, qui obstrue la vision de l'impétrant, lui donne à vivre le rite initiatique dans une perception intérieure et en utilisant la totalité de son être et pas seulement son intellect connecté à ses yeux. Quand la vue est empêchée, d'autres sens s'éveillent. Et puis le bandeau est porteur de ce message symbolique que l'homme ordinaire, celui qui n'a pas reçu l'initiation, est en quelque sorte aveugle car il ne voit que la partie matérielle de l'existence. Par l'apprentissage d'une vision nouvelle, l'initié va dépasser le voile de son bandeau. Ainsi, le masque de Zorro est en réalité un bandeau dont les yeux se sont ouverts. Il témoigne de la réalisation de l'initié devenu apte à voir même l'invisible.

Alors que signifierait pour Zorro « être démasqué » ?

La question se pose réellement car, à plusieurs reprises, il manque de l'être et même, à quatre reprises, l'est réellement. Cela pourrait sembler une bonne chose, si l'on en croit notre théorie, que Zorro puisse enlever son masque, puisque l'initiation doit permettre de dépasser le « paraître » pour privilégier « l'être », ce qui revient à être authentique, autrement dit à « tomber le masque ». Oui, mais c'est le masque d'apparat dont il faut se défaire. Celui du vieil homme, celui qui nous cache à notre propre réalité. Celui qui nous plaquons sur notre visage pour ne pas laisser affleurer notre nature profonde. Or, Zorro porte le masque de l'initié qui ne camouffle pas mais révèle. Perdre le masque pour lui pour lui serait « perdre l'axe », succomber au côté obscur qui est en lui et sacrifier son idéal au pouvoir terrestre. L'initiation, si elle est réellement engagée, ne s'efface pas, ne se dérobe pas. Nul ne peut vous la prendre. C'est ce que nous dit le feuilleton au travers du fait que les rares adversaires de Zorro, qui seront parvenus à lui arracher le masque, mourrons ou finiront déchus et emprisonnés.

La Cape

Noire doublée de noir, sans aucun ornement, fixée au cou par un cordon glissé sous le col de la chemise, ample et longue jusqu'à venir caresser les bottes de cuir, elle est le deuxième accessoire essentiel du costume de Zorro. Dans l'habit du riche aristocrate californien du XIXe siècle, la cape n'est pas une étrangère. On la revêt pour les voyages : elle protège du vent et de la poussière du chemin. D'un ton neutre et mat, gris, beige, ou chamois, elle est volontiers assortie à la teinte du chapeau et ornée d'un col noir. Rien à voir cependant avec la cape noire satinée et d'une extrême fluidité que porte Zorro. La cape de notre héros est tout à fait singulière et elle est la marque du personnage. Dans un épisode où le sort de la Californie est en jeu, Zorro, qui a besoin d'aide pour mener son action, envoie son cheval avec sa cape accrochée à la selle. À la seule vue de celle-ci, les amis de Zorro vont comprendre le message et arriver très vite. Cette cape a un véritable rôle à jouer dans la construction du personnage et de son mystère, et, de ce fait, comme le masque, elle est ambivalente. Elle « cache » un peu et « montre » beaucoup.

Lorsque Zorro se tient debout immobile, la cape enveloppant sa silhouette en masque les contours. Elle dissimule. Elle métamorphose l'apparence de Diego pour qu'on ne le reconnaisse pas sous ce voile noir. Et puis, en même temps, elle éclaire un peu le personnage en recueillant, sur le satiné de son tissu, la moindre parcelle de lumière dans l'obscurité de la nuit. Elle dépose un délicat reflet lunaire sur les épaules du héros. Mais c'est dans l'action que la cape se révèle pleinement. À quoi bon une cape sans le vent ? Sitôt que le personnage se met à bouger, la cape trouve sa véritable raison d'être. Elle démultiplie le mouvement, donne à Zorro et à ses sauts une amplitude plus grande. Elle n'est plus un voile dissimulateur mais une aile qui le fait voler de toit en toit, une grand-voile qui le pousse vers l'aventure au galop.

Si l'on ferme les yeux et qu'on laisse se déployer en nous la cape et toutes les images qui lui sont associées, nous verrons se former un étrange cortège mêlant des rois, des religieux, des chevaliers, des magiciens, des sorciers, des Saints, des animaux mythiques et des super héros. La cape est associée avant tout à la noblesse et au pouvoir. Elle est le manteau des rois, rouge bordée d'hermine ou longue cape bleue tapissée de fleurs de lys et se prolongeant en traîne sur le sol. Elle est le symbole du pouvoir temporel mais aussi spirituel. Ainsi, la cape vient recouvrir les épaules du religieux qui a prononcé ses vœux ou celle du templier dont l'action sera guidée par le feu spirituel.

Ces hommes, en se lovant dans l'étoffe, impriment leur désir de retrait en eux-mêmes et en Dieu, et leur rupture d'avec le monde des désirs. La cape devient un temple de tissu qui leur permet de se relier au divin. Cette approche éclaire le fait que, dans certaines traditions, la cape fait aussi partie intégrante et signifiante du costume de l'initié. Mais voici le magicien et le sorcier qui nous disent que, sous la cape, flotte aussi un parfum de mystère et d'étranges pouvoirs. La ruse est du côté du prestidigitateur qui use de l'illusion en jouant avec l'écran de sa cape, mais la cape du vrai magicien ou du sorcier est le lieu de plus grands mystères. Elle est volontiers noire ou bleue recouverte de symboles magiques, alphabets, figures géométriques ou signes zodiacaux. Lieux de possibles métamorphoses, elle peut même, si l'on en croit l'expérience d'Harry Potter, rendre celui qui la porte totalement invisible ! Ainsi la cape confère et montre l'exceptionnel et c'est pourquoi on la retrouve aux épaules des super héros tels Superman ou Batman, héros aux pouvoirs extraordinaires et à la double identité dont certains pensent qu'ils sont, historiquement, des descendants plus ou moins directs du personnage de Zorro. Et puis, toujours dans notre « rêverie », la cape du cavalier descendant sur la croupe du cheval et en épousant la forme, réunit l'homme et sa monture. L'homme et la bête ne font plus qu'un. La force animale et l'intelligence humaine se marient dans un être mythique. Et dans la course, la cape soulevée par le vent donne à cet être puissant et véloce des allures de Pégase. Comme le justicier inspiré par un élan supérieur, ce cheval ailé est à la fois la fougue, la force terrestre et la légèreté par l'aile-cape qui l'élève et le relie au ciel. Enfin, comment ne pas achever cette évocation symbolique sans parler de la cape comme protection offerte à autrui. Couvrir de celle-ci les épaules du plus fragile et en faire un bouclier contre les agressions extérieures. N'est-ce pas là une fonction possible de la cape de Zorro ? Deux images s'imposent alors. La première est celle de Saint Martin donnant son manteau. Nous sommes au IVe siècle. Le légionnaire Martin, lors d'une patrouille en Gaule, dans la région d'Amiens, croise un vieil homme grelotant de froid. Avec son épée, il coupe sans hésiter sa vaste cape rouge et lui en donne la moitié. Et s'il ne la donne pas tout entière, c'est qu'une moitié de l'habit est payée par l'armée et ne lui appartient donc pas. La nuit suivante, Jésus lui apparaît en songe portant la moitié de son manteau. Combien de vitraux, de sculptures et de tableaux ont illustré ce geste plein de miséricorde ! La deuxième image est celle de la « Vierge au manteau ». Très présente dans l'iconographie médiévale, on l'appelle aussi « Vierge de la miséricorde » ou « Vierge de merci ». Elle est représentée de face, debout ou assise sur son trône, les bras largement écartés, supportant une immense cape qui forme comme une tente, un abri, un ciel de lit, une voûte céleste, sous laquelle les humains, représentés à petite échelle, viennent trouver refuge. Comme un oiseau protège ses petits sous son aile, la Vierge accueille ainsi les Saints, les religieux et religieuses, certaines confréries et le peuple chrétien tout entier.

Quand nous contemplons l'insignifiant bout de tissu qui constitue la cape, c'est un peu de tout cela qui flotte dans notre inconscient. À celui qui s'interroge sur l'importance du langage symbolique et sur la façon dont il modifie notre perception du monde, cela peut faire réponse. La cape n'est pas un simple attribut esthétique ou technique du costume de Zorro, mais, par sa double face, sa référence aux forces supérieures et au mystère, et par sa fonction protectrice, elle contribue à faire exister pleinement l'initié sous le masque.

L'épée

Troisième accessoire essentiel du costume de Zorro, l'épée vient se marier naturellement à la cape dans l'expression « de cape et d'épée ». Les romans « de cape et d'épée » apparaissent au XIXe siècle et donneront naissance, une centaine d'années plus tard, aux films de même appellation. Qui ne connaît « Les trois mousquetaires », « Scaramouche », « Fanfan la Tulipe » ou « Le capitaine Fracasse » ? Cette expression tient au fait que le héros est issu d'un milieu noble et que, de par son rang et sa position, il est en droit de porter la cape et l'épée. Mais au-delà de cette caractéristique sociale, le profil du héros « de cape et d'épée » est assez stéréotypé, et cadre fort bien avec le personnage de Zorro. En plus de son origine aisée, le héros se doit en effet d'être jeune et joyeux, plutôt beau garçon, et assez charmeur. Rusé, courageux et même intrépide, il est prêt à voler au secours de ceux que l'on malmène et se veut un fervent défenseur de la justice. Ainsi, dans les romans ou film dits « de cape et d'épée », le héros nous entraîne dans de trépidantes aventures dont la justice est le point de mire et que ponctuent immanquablement des duels pleins de rythme et de panache. Enfin ce puissant personnage est tenu de sortir vainqueur de toutes les épreuves, quels que soient les pièges qui lui sont tendus.

Mais à quoi ressemble-t-elle l'épée de Zorro ? Rien à voir avec Durandal ou Excalibur, la massive épée des chevaliers, capable de fendre un homme revêtu de son armure ou de fissurer un roc, et qu'on manie à deux mains tant elle demande de force et de puissance. L'épée de Zorro est une « fine lame », flexible, fluide comme le personnage. Elle siffle dans le vent, effleure, trace, scarifie et finit par « faire mouche ». Comme le dard de la guêpe, elle est piquante et menaçante sans pour autant prendre la vie de l'adversaire. Elle n'est pas pour autant « anodine » et peut frapper d'estoc ou de taille, menacer par le tranchant ou par la pointe. Il perd de sa superbe l'arrogant qui se fait « épingler » par Zorro au terme d'un duel et l'inquiétude se lit dans son regard ! Ouvrons ici une parenthèse pour rendre hommage aux qualités d'escrimeur de Guy Williams, l'interprète de Zorro dans la série de Disney. Lors de la création du feuilleton télévisé, il fut décidé que les acteurs ne seraient pas doublés et que les épées seraient réelles, de sorte que les accidents, loin d'être exceptionnels, imposèrent, à plusieurs reprises des interruptions de tournage, parfois prolongées.

Symboliquement, l'épée est, depuis les temps les plus anciens, porteuse des valeurs de noblesse, de justice et de vertu, permettant de trancher entre le bien et le mal. Elle est un outil puissant et respecté. À l'époque des vikings ou des chevaliers, on lui donne un nom et on se fait enterrer avec elle. Elle est l'attribut des divinités guerrières, des rois combattants et des héros. Partout de par le monde, on l'assimile aux forces de la nature, au feu, à l'éclair, aux rayons du soleil. Plantée sur une montagne, elle figure l'axe du monde et elle peut faire jaillir des sources ou bien surgir de la queue étincelante d'un dragon. Ainsi, l'épée est assimilée aux puissances divines que recèle la nature et sa naissance dans l'antre du forgeron, par le mariage de l'eau et du feu, en une alchimique transformation de la matière, n'est pas étrangère à ses pouvoirs mystérieux.

L'épée de Zorro a sans doute perdu un peu de sa puissance divine mais, si elle est essentielle au personnage que nous évoquons ici, c'est par son rapport symbolique étroit avec la lumière et l'initiation. L'épée est en effet un attribut-clé de l'initié. Sa fine lame métallique évoque volontiers un rai de lumière qui jaillit et fend l'obscurité. L'épée représente ainsi la vérité lumineuse que porte l'initié pour combattre l'obscure ignorance. La lame scintillante a, de ce fait, très souvent été rattachée à la Connaissance et même décrite comme « lumière Divine ». Ainsi, Saint Bernard présentait l'épée des Templiers comme la « lumière du Christ ». L'épée symbolise aussi le long travail nécessaire à l'initié en chemin. De même qu'on ne devient un fier escrimeur qu'après un entraînement mené sans relâche pendant de nombreuses années, de même la connaissance de soi et la maîtrise véritable sont le fruit d'un dur et patient labeur. Quant au tranchant de l'arme, il nous délivre des liens de l'illusion, de la dictature de l'ego, et renvoie, par l'image, à cette conscience aiguisée qui est l'apanage des sages, doués de discernement et capables de se tenir en équilibre sur le fil de l'épée. L'épée de Zorro n'est pas une épée qui pourfend et divise mais une épée de lumière qui éclaire. On rejoint ici l'épée flamboyante dont la lame sinueuse figure une flamme et que l'on retrouve dans diverses traditions initiatiques. C'est, selon la bible, celle portée par les chérubins placés à l'orient du jardin d'Eden pour garder l'arbre de Vie. Peut-être penserez-vous que je vais trop loin dans mon analyse, et pourtant, l'épée de Zorro est une flamme qui redresse les injustices et faire vivre la Beauté, la Vérité. C'est en tout cas très exactement ce qui est écrit sur l'affichette placardée sur une porte, par la silhouette de Zorro, lors du générique :

Beware /Attention

My sword is a flame/Mon épée est une flamme

to right every wrong /pour réparer toutes les injustices

So heed well my name/prêtez attention à mon nom

Zorro.

Mais l'initié est aussi celui qui a la maîtrise du langage car il connaît la force des mots. Dans l'Apocalypse de Saint Jean, la puissance de la parole est figurée par l'image d'une épée à double tranchant. Oui le verbe est « à double tranchant », créateur mais aussi terriblement destructeur. Qui n'en a jamais fait l'expérience ? Ils peuvent tuer les mots d'humiliation ou de haine du commandant Monasterio. Elles peuvent mettre en danger les paroles maladroites du sergent Garcia, souvent trop bavard. Si Zorro agit plus qu'il ne tient de discours, il a cependant la parole juste et précise et, même à l'adresse de ceux qu'il combat, ses mots ne sont jamais haineux, seulement piquants d'ironie, aiguisés comme la pointe de son épée.

On pourrait s'interroger aussi sur le fait que, à l'inverse des soldats et des bandits, Zorro ne se sert qu'exceptionnellement du pistolet. Il préfère l'épée qui est, sinon une arme d'étroit corps à corps, du moins une arme de face à face, et oserai-je dire d'esprit à esprit, imposant de maintenir son adversaire dans une certaine proximité. Si l'on admet, comme nous le développerons plus loin, que les adversaires de Zorro représentent en réalité la face cachée qui est en nous (ou en Diego), les travers que nous devons vaincre pour devenir initié (ou Zorro), on comprend que le combat ne peut se dérouler que dans le cercle de l'intime et que l'épée est l'arme idéale pour cela. Le pistolet élimine à distance sans s'impliquer, tandis que le duel à l'épée permet de se construire en trouvant la juste réplique face à son adversaire. Car il s'agit bien de le mettre « à sa botte », non pas de le refouler avec mépris à ses pieds mais de lui assener ce coup d'escrime qui maîtrise et empêche de nuire.

Le chapeau

Combien d'enfants a-t-il fait rêver le chapeau de Zorro ? C'est drôle mais dans les panoplies pour enfant, les designers se sentent obligés de mettre un Z sur le chapeau de Zorro. Alors que non, il est noir, à larges bords, sans autre décor qu'une bande argentée, comme une fine lame d'épée ou un rayon de lune s'enroulant à la base de la calotte centrale, et un cordon pour l'arrimer contre vents et marées, comme la drisse d'une grand-voile. Hormis sa couleur, il n'est pas très différent des chapeaux de Diego, de Bernardo ou même de ceux des soldats. Ce n'est pas par son apparence que ce chapeau est unique mais par la façon qu'a Zorro de le porter !

Vous l'aurez remarqué, Zorro ne sort jamais sans son chapeau. Diego ? Oui, parfois, mais Zorro, jamais ! De plus, il ne le porte jamais sur le dos. Il est irrémédiablement vissé sur son crâne. Zorro salue de l'épée ou de la cape et non du chapeau, sauf quand, fier sur son cheval dressé au ciel, il est déjà dans d'autres sphères. Il ne se découvre même pas quand il étreint une jolie dame. Et au travers des plus tumultueuses chevauchées, son chapeau est si bien rivé sur sa tête qu'il ne s'envole jamais. Dans les combats au corps à corps, les adversaires perdent leur chapeau, pas Zorro. Enfin, il est remarquable de noter que même dans les rares moments où il est démasqué, le loup tombe, mais le chapeau demeure. Pour être aussi constant, il doit bien avoir quelque chose à nous dire ce « couvre-chef ».

De manière universelle, le chapeau a doublement à voir avec le ciel. D'un point de vue pratique, il « protège du ciel », des assauts du soleil californien ou des tourments de l'orage. Mais du point de vue symbolique, il « relie au ciel ». Sa partie centrale fait écho à la sphère céleste et l'homme qui le porte est, de fait, médiateur entre ciel et terre. C'est pourquoi tous les hommes de religion, mais aussi la plupart des initiés, portent un chapeau, dont la forme est éminemment variable, de la calotte blanche du pape aux coiffes rehaussées de plumes des chamanes, mais dont le sens est toujours le même. L'action de l'homme « chapeauté » est ainsi guidée par une inspiration supérieure et tournée vers le bien. Alors rien d'étonnant à ce que le chapeau de Zorro l'accompagne dans chacun de ces combats et ne le quitte jamais. Il sacralise le héros. Il confère au personnage une dimension spirituelle. Sans son chapeau, sans doute, deviendrait-il terriblement vulnérable.

Les autres accessoires

Les bottes sont la chausse idéale du cavalier, et les gants protègent la main tenant l'épée ou les rennes du cheval. Nous n'en parlerons pas, si ce n'est pour dire qu'ils sont faits de cuir noir, d'une telle qualité qu'on pourrait presque en sentir l'odeur animale. Ils complètent harmonieusement la silhouette couleur de nuit qui ne livre au regard que quelques reflets de lumière, et fait jaillir comme un trésor la pétillance du regard et la blancheur éclatante du sourire.

Dernier accessoire qu'il nous sera donné d'évoquer ici, le fouet. Quand on approche cet objet dans notre époque moderne, on a plutôt envie de fuir tant son symbolisme a acquis une dimension négative. Il est devenu en effet l'outil de l'asservissement, de l'humiliation, de la torture et de la perversion. Prétendument associé à la purification et à l'illumination, il est utilisé dans des rituels d'auto flagellation trop souvent empreints de déviance et de perversion. On en oublierait même que, dans les mains du pharaon, il symbolisait la justice d'une part et la protection due à son peuple d'autre part. C'était aussi l'outil du berger dont l'usage permettait d'éviter que les bêtes ne s'égarent. La manipulation de cet objet nécessite une très grande maîtrise technique. Le fouet, plus peut-être que toute arme, marque l'ambivalence et seul celui qui le fait fendre l'air peut décider de le mettre au profit du bien ou du mal. C'est cela que nous raconte le fouet dans le feuilleton de Disney. Zorro ne l'utilise que rarement et toujours en réponse à un de ces adversaires qui en a fait usage. L'escroc Murietta, (dans l'épisode « L'homme au fouet ») ou les soldats qui s'en prennent aux indiens et l'utilisent pour meurtrir. Ils ont le fouet violent et malveillant, un fouet qui entaille les chairs et humilie. Zorro, lui, a le fouet juste, pour désarmer le « nuisible » ou l'immobiliser dans les circonvolutions de sa lanière. Le fouet n'y est pour rien. C'est l'homme qui décide ! C'est sa pleine liberté d'orienter sa vie vers le bien ou le mal. Tel est peut-être le message initiatique de cet accessoire qui claque dans le vent et siffle comme un serpent.

Tornado, le cheval de Zorro

Une robe brillante d'un noir corbeau, une silhouette compacte mais au tracé parfait, un port altier, une crinière généreuse et ordonnée faisant écho à une queue bien fournie et élégante, des jambes à la fois élancées et puissantes et une musculature harmonieusement saillante sous le pelage lustré. C'est la beauté pure. Harmonie remarquable du cheval immobile et qui se magnifie encore dans le mouvement. Quelle majesté quand la puissante silhouette noire se cabre sous le ciel zébré d'éclairs. Quelle fascinante impression quand, lancé au grand galop, il semble voler au-dessus de la poussière du chemin. Ce joyau animal, ce magnifique étalon noir, vous l'avez reconnu, c'est Tornado, le célèbre cheval de Zorro. La force et la beauté animales au service de la noble cause du héros.

C'est un Quarter Horse, une race originaire des Etats-Unis et née, au XVIe siècle, d'un croisement entre les chevaux importés à cette époque par les Anglais et ceux présents sur le continent américain depuis la conquête espagnole. Outre sa beauté naturelle et ses qualités de sprinter, ce cheval, vif et énergique, est aussi très intelligent, loyal et d'une grande fiabilité. Pas étonnant qu'il ait remporté le casting ! Le cheval de Zorro doit savoir tout faire. Il n'est pas une simple monture mais un compagnon véritable sur lequel Zorro et ses amis doivent pouvoir compter. Il répond au sifflet de son maître, lui sert de marchepied pour se hisser sur un balcon ou, au contraire, le réceptionne quand il saute d'un toit, et se tient toujours prêt à bondir, sans délai, vers une nouvelle aventure. Il est même capable de bousculer un adversaire malveillant ou d'apporter un trousseau de clés à son maître quand celui-ci doit s'échapper d'une cellule où il a été malencontreusement enfermé. Tornado, c'est un ami précieux et Zorro le sait bien, lui qui est prêt à tout pour sauver son compagnon quand celui-ci est en danger : sauter par-dessus des barrières enflammées ou même prendre le risque de se faire démasquer.

La fascination de l'homme pour le cheval remonte aux temps les plus anciens et s'inscrit en tracés d'ocre et de charbon sur les parois des grottes préhistoriques. À force de patience, l'homme est parvenu à faire de cet animal sauvage un compagnon de vie, pour le meilleur et pour le pire. Dans ses actions de tous les jours, le cheval est constamment aux côtés de l'homme, puisqu'avec lui, il se déplace, cultive la terre, et conquiert de nouveaux territoires. Et l'animal colonise aussi ses rêves, son espace spirituel, devenant tantôt moyen de divination ou de magie, tantôt monture céleste ou divinité lui-même. Mais, dans le monde matériel comme dans le monde spirituel, le cheval est associé à l'action. Il n'est pas symbole de paix, de sagesse ou de méditation, mais évoque le « passage à l'action ». Il est l'énergie en mouvement. Si le dieu chevauche son équestre monture, c'est pour aller déployer ses bienfaits sur le monde alentours. Dans le nouveau testament, l'arrivée des quatre cavaliers marque le début de l'Apocalypse, évènement qu'il faut entendre non comme une destruction mortifère du monde mais bien comme un « dévoilement » ouvrant sur une vie nouvelle. Il en est de même pour le héros des épopées qui a souvent le cheval comme allié loyal. Et bien des traditions initiatiques ont associé l'homme au cheval au temps de l'action. Zorro n'est pas un acète vivant en profonde et constante méditation ou un moine enluminant le monde de sa prière. Non, à la manière d'un Abbé Pierre ou d'une Mère Teresa, il est dans une spiritualité de l'action. Alors, il lui faut un cheval. C'est un cavalier. Le justicier, inspiré par sa belle âme et propulsé par la force admirable de sa monture, va servir le bien de par le monde. C'est un cavalier et c'est un chevalier.

Pour que ceci devienne possible, il faut que l'alliance entre le cavalier et sa monture soit parfaite. L'attention, l'adaptation, l'humilité sont les qualités que l'homme devra cultiver sans relâche pour ne pas être désarçonné par la fougue et la puissance du cheval. Cela s'apparente au nécessaire travail de purification de l'initié, quelle que soit la voie empruntée, une remise en cause permanente dans laquelle il ne faut craindre ni les obstacles ni les chutes et savoir remonter en selle, à chaque fois, sans jamais perdre courage. Seules doivent tomber au sol et y demeurer les certitudes et la vanité. Le cavalier nimbé de simplicité et d'humilité devient plus aérien, épouse l'élan de son cheval et de cette union harmonieuse naît un être unique, renouvelé, qui peut s'envoler bien au-delà des réalités terrestres. Sur le contrefort qui sépare le porche central du portail nord de la cathédrale Notre-Dame de Paris, il est un médaillon sculpté qui illustre ce fait. On peut y voir un cavalier désarçonné par un cheval fougueux. Dans une lecture alchimique telle que celle qu'en fit Fulcanelli, célèbre alchimiste du XXe siècle, l'homme qui chute lourdement figure la matière grossière et le cheval qui fend l'air, la substance spirituelle. Les chutes itératives du cavalier sont la nécessaire étape de purification pour ne retenir, de la matière première, que la partie transmutable et permettre l'union harmonieuse entre le cheval et son cavalier. Ainsi le cavalier « réalisé » figure l'incarnation de l'Esprit, à l'inverse du Centaure, mi-homme mi-cheval, chez qui l'intelligence humaine n'est là que pour servir les pulsions animales. On retrouve l'iconographie du cavalier désarçonné dans les dessins de Villard de Honnecourt, élaborés au XIIIe siècle, et qui dévoilent les phases de l'initiation d'un Maître d'œuvre à l'époque des cathédrales. Là aussi, le cavalier désarçonné témoigne du lent et nécessaire travail de purification, sur fond de constante humilité, que doit faire le bâtisseur pour atteindre la Maîtrise et s'élever, en même temps que son œuvre, vers la Lumière.

Arrêtons-nous quelques instants sur le noir profond de la robe de Tornado. C'est avant tout l'approche esthétique qui fait sens. Le noir du cuir, de la cape satinée, du masque obscur se prolongent dans la robe couleur de nuit du cheval, en une belle et fascinante harmonie. Or la beauté élève l'esprit et le spectateur est déjà un peu « emporté ». Et puis, dans la continuité de nos propos antérieurs, cette couleur unique enveloppant l'homme et le cheval signe l'union réalisée entre le cavalier et sa monture. Un être unique se dessine sous nos yeux et la cape, tendue des épaules de l'homme à la croupe de l'animal parachève l'image d'unité, cette unité que chacun est appelé à retrouver en son sein. Tornado n'est plus le simple compagnon de Zorro, il est véritablement une part de lui-même. Et c'est une seule silhouette qui se dresse vers le ciel, en signe de victoire, à la fin de chaque épisode. Par ailleurs, il nous faut considérer la puissance symbolique du cheval noir, car le noir destrier n'éveille pas en nous les mêmes images que le cheval blanc. C'est peut-être la rareté de la robe parfaitement noire et son ancienneté, puisqu'elle existe dans les plus anciennes populations de chevaux sauvages, qui a donné une telle force symbolique au cheval noir. Noir comme la terre dont il a jailli, il est la force souterraine, l'énergie tellurique issue des entrailles de la planète. Et cela le relie bien évidemment au monde des morts lui donnant parfaite légitimité à s'atteler aux chars funèbres des temps anciens et, plus près de nous, aux petits corbillards qui selon la formule de Brassens, suivaient la route en cahotant. Diabolisé au Moyen âge comme beaucoup d'animaux de la même couleur, son compère le corbeau ou son ami le chat, il devient le symbole du pêché et de l'hérésie, bref l'incarnation des forces du mal. Dans d'autres traditions et d'autres époques, c'est au contraire la vitalité et la jeunesse qu'on associe au cheval noir et dans certains contes anciens, c'est au char des mariés qu'on l'attelle. Toutes ces approches symboliques se tissent harmonieusement en Tornado. Noir comme la materia prima des alchimistes, comme la terre dont il tire sa force animale, comme la mort nécessaire à toute initiation, le cheval de Zorro est une énergie jaillissante, fougueuse, tellement vivante, qui va permettre au tout qu'il forme avec son cavalier, de se rapprocher du ciel en servant l'humanité.

Ainsi, Tornado est le cheval idéal pour Zorro, tant d'un point de vue pratique que symbolique. Mais alors, me direz-vous, que faire de « Phantom » ? Car Phantom est le deuxième cheval de Zorro, un cheval blanc, aussi blanc que Tornado est noir. Il convient de préciser que Phantom est un cheval « secondaire », comme on a une résidence « secondaire ». En effet, cette deuxième monture apparaît lorsque Don Diego (et, forcément, avec lui Zorro) est en déplacement sur la côte, près de Monterey, au sud de Los Angeles. Est-ce que la présence de ce cheval blanc remet en cause notre lecture symbolique antérieure ? Certes non, car Phantom n'est pas le contraire de Tornado. C'est le même cheval mais en blanc. Comme Tornado, il est d'une grande beauté et d'allure majestueuse. Comme Tornado il porte un nom relatif à quelque chose de fluide, d'insaisissable, le vent pour l'un, l'apparition illusoire pour l'autre. Comme Tornado, Phantom est loyal et intelligent, puisque lors de sa première rencontre avec Diego, il va, à force de hennissements et de cabrages répétés, attirer l'attention de celui-ci et le convaincre de le suivre jusqu'à son maître mortellement blessé par des bandits. Comme Tornado, il est puissant, vif et rapide, terriblement rapide que Diego dit de Phantom qui vient de l'entraîner dans une course folle : « *Même avec Tornado, je ne l'aurais pas rattrapé!* ». Phantom et Tornado sont les deux pôles d'une même réalité comme le sont l'ombre et la lumière. Quand on évoque l'ombre et la lumière, on peut, dans une pensée immédiate, y voir deux contraires qui s'opposent et être tenté de considérer l'un comme bon et l'autre comme mauvais. Mais l'homme en construction, lui, préfère les réunir en une fécondante conciliation, souligner que l'un ne peut être sans l'autre et les relier par le Principe créateur dont ils émanent pareillement. Ainsi, cet homme en recherche, qui sait qu'il a en lui une part d'ombre, s'applique à la faire émerger, à la mettre en lumière et à l'intégrer plutôt que la refouler, afin qu'elle ne soit plus un « empêchement » de sa propre Lumière intérieure. Zorro chevauche un cheval noir ou un cheval blanc, avec la même magnificence, c'est un initié.

Les autres personnages

Autour de Diego et Zorro, toute une série de personnages viennent servir le héros en mettant en exergue les qualités de celui-ci par un effet de contraste (c'est en effet le rôle des adversaires de Zorro) ou en optimisant ses vertus par des talents complémentaires (figurés et incarnés par les amis de Zorro). Ainsi les personnages semblent s'articuler en deux clans apparemment bien séparés : les « bons » et les « méchants ». Commençons par ces derniers.

Le Commandant Monasterio

À tout seigneur tout honneur, Enrique Sanchez Monasterio est un jeune capitaine ambitieux et sans scrupules, qui, pour son premier poste à responsabilités, doit assurer le commandement de la caserne de Los Angeles. Abusant de son autorité, il maltraite les pauvres gens, terrorise le peuple et cherche à s'accaparer pouvoir et richesses. Et, bien sûr, Zorro combat sans relâche toutes les injustices perpétrées par Monasterio. Il est jeune, plutôt beau garçon même si son visage dégage plus d'ironie que de gentillesse, mince et bon cavalier. Il monte un très beau cheval, d'un blanc parfait. Le commandant est par ailleurs intelligent et rusé, à tel point qu'il parviendra même à démasquer Zorro. On peut considérer Monasterio comme l'intelligence au profit du mal en miroir de celle de Zorro qui sert le bien. Ceci nous rappelle à cette liberté humaine que nous avons déjà évoquée, celle du choix que chacun a d'utiliser ses forces et ses atouts pour servir son propre intérêt, son désir de possession et de domination, ou pour aller vers les autres, dans une rencontre ouverte et bienveillante.

Le Magistrat et les autres Commandants

Après la mise aux fers de Monasterio sur ordre du vice-roi, au treizième épisode, le rôle du méchant va être endossé par le magistrat Carlos Galindo, juge corrompu au service de « l'aigle », lui-même un sombre personnage complotant pour prendre le contrôle de la Californie et lui voler ses trésors. Ce juge figure, au-delà de la corruption, une sorte de perversion puisqu'il est censé mettre son énergie et son intelligence au service de la justice alors qu'en réalité il ne sert que ses propres intérêts. Et non seulement il trompe les petites gens mais il les malmène et les humilie. À violence, violence et demie, il mourra d'un coup d'épée donné dans le dos (est-ce un pur hasard ?) par un complice, accidentellement. Il est intéressant de noter que celui qui n'est pas fiable puisqu'il trahit son serment d'homme de loi, draine, autour de lui, des personnages qui, par bêtise ou malhonnêteté, ne le sont pas non plus. Et cela lui coûtera la vie !

Puis viendra le faux Commandant Ortega, lui aussi un agent de l'Aigle, et qui a usurpé l'identité du capitaine Ortega après l'avoir assassiné. Il mourra en tombant du toit lors d'un combat avec Zorro, au cours duquel il sera tout de même parvenu à lui arracher le masque. Il y aura aussi, dans le rôle des méchants, Briones, Mendozza, et Arrelanos, trois personnages aussi sombres que les précédents, et qui connaîtront une fin tout aussi tragique.

Tous ces hommes font de leur autorité et de leur position de commandement une arme néfaste. Le pouvoir est souvent un flatteur d'égo qui vivifie les mauvais instincts et incite l'individu à des malversations pour obtenir toujours plus. Mais la sinistre destinée de tous ces personnages semble vouloir nous dire que servir le mal est voué à l'impasse et ne peut connaître de « happy end ».

Le sergent Garcia

Personnage d'importance capitale, j'oserais dire qu'il est aussi connu que Zorro et constitue son complément indispensable et son faire valoir. Demetrio Lopez Garcia, de son vrai nom, est « le second » à la caserne et va même en assurer la direction à plusieurs reprises, en attendant l'arrivée du nouveau commandant. Il est l'antithèse de Zorro. Garcia est d'une stature imposante mais la nature ne lui a pas donné beaucoup d'atouts. D'abord, il est franchement gros et son ventre proéminent ne parvient pas à se dissimuler derrière la ceinture rouge de son habit militaire. Ses déplacements sont encombrés par ce corps trop lourd et pataud. Ses yeux, petits et ronds, ne respirent pas l'intelligence, sa peau est grasse et luisante et il est toujours mal rasé. Pour compléter le tableau, ses cheveux raides aux reflets rouquins se collent en une frange assez ridicule sur un front trop étroit. Enfin, il a de grosses mains avec des doigts courts et un peu boudinés. Bref, il est aussi laid et maladroit que Zorro est beau et habile. Quant à ses capacités intellectuelles, on reste là aussi dans un contraste saisissant avec celles de Zorro. Il a rarement des idées, (et c'est peut-être mieux ainsi !), et quand Diego lui en souffle une, on sent que l'intégration de celle-ci est souvent lente et incomplète. Par contre, il faut reconnaître qu'il dispose incontestablement d'un sixième sens pour trouver le chemin de la taverne et repérer toute présence de vin ou de bonne chair dans les environs. Et puis c'est un garçon joyeux, pas méchant et d'une force physique impressionnante.

En reprenant la terminologie de la voie alchimique, on peut dire que le Sergent Garcia est « l'épais » et Zorro le « Subtil ». Et tout l'objet de la quête initiatique est de séparer le subtil de l'épais, le dense du volatile, le visible de l'invisible, ce qui suppose de solides qualités de discernement et un travail patient. Il ne faut certes pas être rebuté par l'effort. Or, le sergent Garcia est plutôt paresseux et manque singulièrement de discernement et de capacité d'analyse. Il a donc peu de chance de pouvoir faire ce travail de transformation qui le conduirait à devenir Zorro, même s'il y a, en chaque homme, une potentialité d'évolution. Donc plutôt que de regarder le personnage de Garcia et celui de Zorro comme deux personnages extérieurs, auxquels il nous faudrait ou non ressembler, l'un « tout bon » et l'autre « tout mauvais », il nous paraît plus intéressant de considérer que nous avons en nous du « Garcia » et du « Zorro », de l'épais et du subtil et que, si nous parvenons à les reconnaître et à les séparer, nous progressons dans notre transformation intérieure. Que me dit le sergent Garcia de ma propre paresse, de mes lourdeurs, de mes idées toutes faites et puis je trouver en moi l'agilité de Zorro pour dépasser tout cela et m'élever à une conscience plus fine ?

Une autre dimension intéressante et pleine d'enseignements est la relation qui existe entre Zorro et Garcia. Normalement, l'un est le bandit et l'autre le soldat et ils doivent donc se combattre, peut-être même jusqu'à la mort de l'un ou de l'autre. Pourtant, Zorro, qui est un sage, ne profite pas de son évidente supériorité en termes d'intelligence ou d'agilité pour écraser ce personnage un peu sot et pataud. Il se contente de le bousculer un peu, de lui montrer le ridicule de la situation ou l'absurdité de sa conduite. On sent bien, à mesure qu'on avance dans les épisodes, que Zorro a une certaine empathie pour le sergent et il lui arrivera même de voler à son secours. Et à l'inverse, Garcia, bien qu'il rêve d'arrêter ce Zorro pour en tirer gloire et récompense, éprouve, lui aussi, une sorte de tendresse à l'égard de celui qu'il pourchasse. C'est avec une certaine philosophie et même parfois un vrai contentement qu'il voit Zorro lui échapper. « *Zorro s'est échappé, comme d'habitude !* » est une réplique qui revient régulièrement. Ainsi, nous sommes ici dans une attitude très inhabituelle dans le monde ordinaire. Au-delà des réalités de terrain, de la place sociale de chacun, il y a quelque chose qui se passe entre les deux personnages, une empathie, un respect mutuel, un lien du cœur. Cette relation bienveillante entre Zorro et Garcia nous dit que, si l'on ouvre son cœur, il n'y a plus d'ennemi obligé, incontournable, définitif et qu'un espace de rencontre est possible,

Le caporal Reyes

À l'image des poupées russes, on a toujours un « plus petit » que soi. Ainsi, tout balourd qu'il soit, Garcia a lui aussi un faire-valoir, un personnage à la lumière duquel ses qualités prennent un relief inattendu. Ce personnage, c'est le caporal Reyes. Il est sous-officier, placé sous les ordres du sergent, et n'a pas un physique particulièrement ingrat, mais il a l'air tellement endormi, atone, et adynamique et il manque tellement de jugement que, par comparaison, Garcia semble un homme plein de bon sens et même capable d'avoir, de temps à autre, de véritables éclairs de lucidité. Il ne viendrait jamais à l'esprit du caporal d'analyser un ordre, de le discuter et encore moins de passer outre, même si, à l'évidence, la situation le nécessite. Si on lui a donné la consigne de tirer sur le premier personnage qui entre dans la caserne, il le fait, même si c'est le commandant ou le sergent, avec la certitude d'avoir bien fait puisqu'il a obéi aux ordres. Bien sûr ce personnage nous fait rire et l'on se sent peu concerné par un tel niveau de bêtise. Mais il n'est pas inintéressant de se demander si, parfois, nous n'avons pas un peu de « caporal Reyes » en nous. Ne nous arrive-t-il pas d'agir en nous basant sur ce qui nous semble des évidences, des certitudes, sans prendre la peine de les remettre en question ? Et cela peut, comme pour le caporal, produire des résultats contraires à nos intentions. En suivant la pensée générale ou l'opinion distillée par les médias, sans en analyser le fondement, c'est un peu comme si nous obéissions aux ordres à la lettre, alors qu'une attention plus fine aurait peut-être induit un comportement plus juste. Je pense à l'opprobre jetée par les « braves gens » sur le voleur de pommes, dans la chanson de Brassens, quand peut-être une attitude d'écoute aurait été plus bénéfique pour tous. Un peu de transgression des ordres et de l'ordre établi est sans doute nécessaire à celui qui se veut au service de l'humanité.

Toujours selon le principe des poupées russes, où la plus grande abrite et protège celle qui est plus petite, un autre enseignement nous est donné par le couple Garcia-Reyes. En effet, bien qu'il le traite à longueur de feuilletons d'« espèce de babouin », le sergent Garcia a une attitude protectrice et bienveillante vis-à-vis de son subordonné et ne cherche pas à l'écraser. Il tente même, et cela n'est pas simple, de l'amener à un certain niveau de raisonnement. C'est exactement le contraire de ce que font le commandant Monasterio ou le juge qui prennent un malin plaisir à fouler aux pieds et détruire les plus vulnérables. Cette bienveillance envers autrui est, à l'évidence, de bonne valeur morale et pleinement souhaitable sur le chemin de l'harmonie et de l'ouverture. Elle n'est d'ailleurs pas toujours si facile à mettre en pratique. Mais, dans le propos qui nous intéresse, on peut aussi envisager cette bienveillance au fil d'un regard intérieur. Celui qui est en quête d'amélioration et qui s'adonne au travail de connaissance de soi va apprendre à reconnaître en lui les points forts mais aussi les faiblesses, et cette lucidité nouvelle peut être déconcertante, voire constituer un vrai désenchantement. La découverte de ses failles intérieures ne doit pas amener le cherchant à un rejet de lui-même, à un jugement trop sévère et encore moins à une auto destruction. C'est avec indulgence qu'il doit aborder ses adversaires intérieurs et leur tendre la main, comme Garcia le fait avec le caporal ou Zorro avec Garcia, afin de les tirer vers le haut. Cette bienveillance envers lui-même lui permet de ne pas désespérer et de poursuivre sans se décourager ce travail par lequel il va dominer ses mauvais penchants, contrôler ses affects et ses pulsions et parvenir à ne plus se laisser diriger par eux. De la bienveillance intérieure qui rend l'initié apte à devenir maître de lui-même, naitra naturellement son élan de bonté et de compassion à l'égard d'autrui.

Don Alejandro de la Véga :

Il est, parmi les personnages que nous évoquons ici, le premier de ceux considérés comme « les amis de Zorro ». Bel homme aux cheveux blancs, au regard franc, à l'allure distinguée, toujours très élégant et soigné, la barbiche taillée à la perfection, Don Alejandro de la Véga est un notable et cela se voit. On dit même qu'il est le plus influent de Los Angeles. Sa réputation repose bien sûr sur les richesses matérielles que représentent sa magnifique hacienda, ses terres et les milliers de têtes de bétail qui y pâturent, mais aussi sur ses valeurs morales d'honnêteté et de loyauté. Chacun lui reconnaît un réel sens de l'engagement. Il est un véritable défenseur des habitants de Los Angeles, et pas seulement de la classe aisée mais de toute la population, avec une attention toute particulière pour les indigènes, les indiens, qui sont les plus fragiles. De tempérament fougueux, il s'emporte parfois quand les situations le révoltent ou quand son fils Diego, particulièrement dans les premiers épisodes, semble indifférent aux problèmes de la cité. Don Alejandro est aussi, à son insu, le père de Zorro et il se dégage une incontestable parenté entre les deux personnages : courage, beauté, noblesse, valeur morale, ferveur et humanisme. Nous ne sommes pas dans un couple d'opposés, le fils étant pure réaction contre le père, mais dans une continuité. Les qualités exceptionnelles de Zorro sont la résultante de son travail et de son cheminement personnel mais ont été favorisées par ce qui lui a été donné, tant sur le plan de l'hérédité que de l'éducation. En élargissant le propos, on en vient à cette idée fondamentale que l'initié ou le sage, si talentueux soit-il, ne peut se construire seul et, dans son parcours, il y a toujours le temps de la « transmission ». Qu'elle emprunte le chemin de la filiation ou celui des rencontres humaines qui ne sont jamais le fruit du hasard, la transmission est un passage de relai incontournable et tous les récits initiatiques en témoignent. C'est plus tard, souvent longtemps après la rencontre, que l'initié réalisera pleinement la richesse de ce qui lui a été transmis et en fera le terreau d'une plus grande humilité. Chaque destinée humaine, de l'homme le plus fruste au plus grand des initiés, ne trouve son plein sens que par les vies de ceux qui l'ont précédé et par celles de ce qui suivront. Approcher les religions ou la philosophie par cette vision de continuité ouvre un sens nouveau et permet de dépasser les oppositions apparentes qui deviennent ainsi nécessaires et fécondes. Cette harmonie entre le père et le fils nous dit peut-être aussi que celui qui est en quête de perfectionnement doit accueillir ce qui lui a été donné et le faire fructifier. L'objectif n'est pas de chercher à être un héros parfait, avec des atouts totalement différents de ce que nous possédons, mais de valoriser nos talents, de maîtriser nos faiblesses et de les mettre au service d'un idéal supérieur. Zorro ne cherche pas à être Hercule ou Einstein (pardon pour l'anachronisme), un grand homme politique ou un chef d'armée, ce n'est pas son destin et il n'en a peut-être pas les moyens, mais il accepte sa mission : parfaire son habileté physique et mentale pour servir la cause des plus démunis, dans une Californie où l'injustice est omniprésente.

La relation Alejandro/Diego nous offre une autre piste de réflexion interessante relative à l'importance et à la difficulté du secret. L'initié a choisi un chemin atypique. Le secret le protège et met ses proches à l'abri du regard souvent intolérant des « bonnes gens ». Diego sait que ses choix de justicier masqué pourraient nuire gravement à Alejandro. Comment un notable aussi reconnu pourrait-il être le père du bandit Zorro ? Ne serait-il pas aussitôt mis au ban de la société ? Personne ne doit savoir, pas même son propre père. Et ce n'est pas par manque de confiance qu'il ne le met pas dans la confidence, mais bien pour le protéger. Diego a pleinement conscience que ce père aimant et impétueux pourrait mettre sa réputation et sa vie en péril pour soutenir Zorro, s'il savait qu'il est son propre fils. Tenir le secret n'est pas tâche aisée, surtout quand il faut passer pour un faible ou un inconséquent et accepter de donner de soi une image terne et bien différente de la réalité. *Dépasser son ego pour l'amour d'autrui*, voilà bien un message que tous les initiés voudraient faire leur et que Diego incarne.

Le secret est ainsi souvent en résonnance avec le sacrifice. Et, concernant Diego, ce n'est pas seulement l'image de lui qu'il accepte d'abandonner mais toute sa vie personnelle qu'il va mettre au second plan pour servir la cause qu'il défend. Il va devoir renoncer à son propre désir, et, dans un moment difficile, Alejandro va jouer un rôle déterminant. Nous sommes à l'épisode 13 de la saison 2. Diego est très amoureux d'Anna Maria et rêve de l'épouser pour vivre en paix auprès d'elle. Désir bien légitime ! La belle est amoureuse de Zorro. Si Diego se dévoile, elle tombera dans ses bras et ils pourront couler des jours heureux. Or le gouverneur prononce une amnistie pour Zorro à la condition que celui-ci accepte de se dévoiler. C'est l'occasion rêvée. Diego est décidé. Mais Alejandro, qui, au fil des aventures, a compris que Zorro n'était autre que son fils Diego, a la certitude que celui-ci regrettera son geste s'il fait passer son désir personnel avant l'intérêt de la Californie. Le petit peuple a mis tous ses espoirs dans le justicier masqué et si Zorro abandonne, il fera le malheur de tous et en sera lui-même profondément meurtri. Alejandro, qui aime son fils, sait tout cela. C'est maintenant lui qui va protéger Diego, le protéger contre lui-même, l'empêcher de sacrifier sa noble cause à un désir personnel. Il met en place tout un stratagème afin que Zorro ne puisse se dévoiler, et il parvient à ses fins. Après l'action, dans un échange touchant, le père explique à son fils pourquoi il a agi ainsi et Diego écoute en silence. Malgré sa déception, le jeune héros semble ressentir une certaine forme de soulagement et de reconnaissance car, au plus profond de lui, il sait que son père a raison.

Contrairement à ce que le sens courant donne parfois à penser, « sacrifier » n'est pas détruire, anéantir ou dissoudre. Il s'agit plutôt d'intégrer une certaine réalité à une réalité supérieure. Ainsi il n'est pas interdit à Zorro d'aimer une femme ou d'envisager un jour une vie de famille plus tranquille mais la priorité est à ce qui lui fait vraiment sens et qui est son idéal de justice et de vérité. Et si, dans l'instant donné, les deux positions sont incompatibles, il doit choisir. Ne pas perdre l'axe, définir ses priorités et laisser « ouvert » en sachant qu'un jour, peut-être, les inconciliables se résoudront d'eux même. C'est exactement ce que fait Zorro. S'il ne se dévoile pas, il va néanmoins chevaucher jusqu'au village et « rapter » sa bien-aimée sur son beau cheval blanc (nous sommes à Monterey, c'est Phantom qui est de service) et, dans la campagne, sous l'ombre bienveillante et romantique d'un cactus, il trouvera les mots pour lui faire comprendre qu'il ne peut pas, aujourd'hui, se dévoiler mais que la fleur d'amour ne demande qu'à vivre encore et s'épanouir. Un jour peut-être... Quand il quitte la belle, elle semble plus amoureuse que jamais, et l'on peut d'ailleurs se demander si, ce qu'elle aime le plus dans Zorro, ce n'est pas le mystère.

« Sacrifier » n'est pas tuer le désir mais le réorienter. À mesure qu'il avance, le cherchant sent son désir évoluer au fond de lui. Il va passer du personnel vers l'universel, de l'avoir vers l'être, du plaisir de recevoir au bonheur de donner. Ainsi les décisions parfois difficiles du début vont laisser place progressivement à l'évidence. Au tout premiers pas, la voie spirituelle multiplie les carrefours et les fourches, elle impose des choix parfois difficiles. Elle fait surgir le doute, ce doute qui peut être fécond s'il est interrogation et remise en question, mais qui peut être ravageur s'il devient source de découragement et d'abandon. Il est comme l'eau qui se mêle à la terre sur le tour du potier. Il en faut, un peu, pour que l'argile ne se dessèche pas et épouse le doigt qui la façonne. Mais trop d'eau, trop de doutes, vont faire que tout se dilue et se délite. Et, à mesure que l'initié progresse, le chemin se simplifie, épousant un seul tracé linéaire et lumineux. Le mot « secret » se conjugue avec « sacrifice » mais aussi avec « silence » et nous conduit naturellement au personnage suivant.

Bernardo

Officiellement, c'est le serviteur de Diego, fidèle et loyal, mais tout spectateur aura perçu qu'il est beaucoup plus que cela et, si chacun des deux personnages reste à la place sociale qui lui est attribuée, le lien qui les unit est d'un bien autre ordre. Bernardo est véritablement l'ami de Diego, son frère presque, et il est le précieux complice de Zorro. Jusqu'à ce qu'Alejandro accède à la vérité, il est le seul à connaître la réelle identité du justicier masqué.

Bernardo est muet. Il est ainsi symboliquement le garant du secret par le « taire » que la vie lui impose. Mais de cet état de chose il ne semble pas être souffrant. Il a développé une capacité de communication tout à fait efficiente par ses talents de mime et son langage sifflé. Et non seulement il dépasse son handicap sans être dans la plainte ou le repli sur lui-même, mais il fait mine de posséder une autre déficience, et pas des moindres, la surdité. Sourd et muet, quoi de plus naturel ? Alors tout le monde le croit. Et son air gentil associé à son double handicap, ses mimiques et ses petits cheveux de chaque côté d'une large zone de calvitie, lui donnent l'apparence d'un doux benêt. Chacun le croit simple d'esprit et personne ne se méfie de lui, alors qu'en réalité il est vif, intelligent, intuitif et même talentueux pour croiser le fer quand Diego l'initie aux bases de l'escrime. Excellent cavalier, il sera capable de remplacer Diego dans le rôle de Zorro à certaines occasions.

Contrairement à ce que l'on peut lire parfois, il ne me semble pas que Bernardo soit un « faire valoir » de Zorro mais plutôt un « potentialisateur », un prolongement de l'initié, voire une partie de lui-même. Et l'étymologie vient affirmer ce lien par la racine commune entre les mots *muet* et *myste*, le myste étant celui qui est *initié aux mystères.* Bernardo est l'attention et la vigilance qui sont indispensables à Zorro pour mener son œuvre de justice. Il est édifiant de noter que c'est le personnage dépourvu des sens habituels de la communication qui va être le symbole de l'attention au monde environnant. Peut-être pour nous dire que trop de paroles empêche parfois d'écouter et qu'écouter ne suffit pas à entendre. Il faut une attention réelle et une large ouverture du cœur pour cela. Toujours est-il que bon nombre des interventions de Zorro ont, à leur base, les précieuses informations collectées par Bernardo. Pas de bonne mise en action sans une préalable écoute attentive, nous est-il indiqué. Un autre signe qui nous révèle combien Bernardo fait partie de Zorro est le fait que c'est toujours lui qui annonce au spectateur, le faisant ainsi pénétrer dans le cercle intime, l'intervention imminente de Zorro. Face à Diego, il prend un air interrogateur et, de son doigt, il trace dans le vide le signe Z, en l'accompagnant d'un sifflement qui fend l'air comme la lame d'une épée. Dans cet instant, Bernardo, Diego et le spectateur ne font plus qu'un et c'est d'un élan commun que la décision de l'intervention est prise. Alors Diego n'a plus qu'à entériner : « *Oui, Bernardo, je crois qu'il est temps pour Zorro d'intervenir* ». Et Zorro surgit au cœur de la nuit.

Pour le spectateur qui suit les aventures de Zorro, le personnage de Bernardo est une invitation au dépassement des apparences et une incitation à rejoindre une certaine forme de simplicité. Sous le petit homme sourd-muet et d'allure naïve, presque infantile, se cache un trésor, un bouquet de vertus : fidélité, abnégation, intuition et attention, adresse et intelligence. Bernardo semble « bien » dans sa vie. Il n'envie pas celui qui possède plus, il s'accepte tel qu'il est, il est *au service*, non seulement de Diego, mais de la cause humaniste que celui-ci incarne au travers de Zorro. Bernardo, c'est la bonté et la gentillesse dans leur plus simple appareil. Et toutes les grandes traditions nous le disent, la simplicité du cœur est annonce de sagesse.

Les décors

De l'hacienda à la grotte et de la grotte aux paysages environnants, les décors sont un moyen subtil de contribuer à faire vivre le mystère et mettre en exergue la singularité du héros. C'est pourquoi les studios Disney ont apporté tant de soins à la réalisation de ces décors et au choix des lieux naturels dans lesquels les scènes ont été tournées. À grand coup de dollars, ils ont reconstitué ainsi la fameuse place « El Pueblo la Reina de Los Angeles » telle qu'elle existait à l'époque (Los Angeles n'était alors qu'un village), et ils ont construit en carton-pâte la caserne, la taverne et, bien sûr, l'ensemble des bâtiments, cours et clôture de l'hacienda des « De La Vega ».

L'hacienda

Elle est la propriété de Don Alexandro de la Vega. L'histoire dit qu'elle fut construite au siècle précédent par son grand-père. Magnifique propriété couvrant plusieurs centaines d'hectares, elle est le parfait symbole de la réussite et du statut social des « De La Vega ». Les terres sont consacrées à l'élevage principalement mais on y cultive aussi un peu de vigne, pour le bonheur de produire le vin de la famille, nectar sans prétention mais que l'on dit fort agréable. L'ensemble des bâtiments est entouré de murs blanchis à la chaux et le corps d'habitation principal, en forme de « L », enclot élégamment un joli patio arboré et fleuri. À l'intérieur, la décoration est assez classique pour ce type d'habitation : d'épaisses portes de bois à caissons, le lourd mobilier espagnol, des tapis moelleux et des tableaux à fond sombre représentant le portrait des ancêtres. L'ensemble dégage un aspect soigné et cossu mais plutôt chargé et manquant d'intimité.

Si l'hacienda nous dit bien ce que représente socialement Don Alexandro, elle est aussi le lieu où vit Diego et elle cadre, là aussi, très bien avec le personnage ou, plus exactement, avec l'image qu'il cherche à donner de lui. Le décor de l'habitation, en effet, est à même de servir le profil de jeune intellectuel oisif et superficiel qui serait celui de Diego. On imagine volontiers l'inconséquent dandy (et on le voit dans certaines scènes) rêvant ou jouant de la guitare dans le patio, ou bien s'adonnant à une interminable partie d'échecs avec son père, ou encore assis au piano pour quelques arpèges avant de se lover dans un vaste fauteuil de la grande salle afin d'y déguster l'aimable vin familial. Et puis il y a une bibliothèque pour celui qui vient d'achever de brillantes études et donne l'apparence d'être plus un « spéculatif » qu'un « actif ». Il y a sa chambre enfin, à l'étage, avec ce superbe lit à baldaquin où l'on se dit que l'élégant jeune homme doit bien accueillir de temps à autre quelque belle conquête féminine ! Dans le confort douillet de l'hacienda se construit autour de Diego l'image d'un personnage superficiel et déconnecté des réalités politiques, réputation qui sera, comme nous l'avons évoqué antérieurement, son meilleur masque. Mais cette superficialité apparente n'est peut-être pas totalement sans fondement (les indiens disent qu'il n'y a pas de fumée sans feu !) et, au plan initiatique, elle nous instruit de la perfectibilité possible de Diego.

Dans l'hacienda, enfin, vit et travaille Bernardo. Si le patio est la zone d'accueil des hôtes et l'espace où l'on organise de prestigieuses réceptions, la cour située à l'arrière des bâtiments est le lieu du labeur, donnant sur les écuries, les étables et les baraques du personnel. En son centre un puits, pas très loin de l'entrée de la cuisine et quelques mauvais bancs. C'est là que les serviteurs s'agitent pour faire tourner au mieux cette grande propriété qui doit pouvoir être autonome et fonctionner indépendamment du monde extérieur.

Ainsi l'hacienda symbolise la vie ordinaire, celle des différences sociales, du paraître, du travail, des loisirs, celle du quotidien des hommes, celle du monde extérieur. Mais l'hacienda a aussi son secret, son intime, son « caché », son intériorité. Car l'hacienda, c'est avant tout la maison de Zorro, le lieu où sa genèse devient possible, un espace de naissance et de renaissance. D'ailleurs, si l'on y regarde bien, la maison est exactement faite pour Zorro. À quoi bon les murs blancs, si salissants sous la poussière rouge de Californie, si ce n'est pour mieux profiler la silhouette du justicier noir ? À quoi bon des balcons aussi nombreux si ce n'est pour servir de paroi d'escalade à notre héros agile ? À quoi bon tous ces recoins, ces murets et ces portes dérobées si ce n'est pour permettre au renard rusé de jaillir de là où on l'attend le moins ? Et puis surtout, surtout, à quoi bon le passage secret si ce n'est pour accoucher de Zorro ?...

Le passage secret

C'est exactement au point géométrique central de l'hacienda que se trouve le passage secret. Il est composé d'un escalier en colimaçon, qui relie verticalement les chambres du dernier étage et la grotte en sous-sol. On y accède par trois accès, connus seulement de Diego et de Bernardo, et situés dans la grande salle, dans la bibliothèque et dans la chambre de Diego. Dans la grande salle, c'est la paroi arrière du meuble qui pivote et ouvre sur ce lieu caché. Dans la bibliothèque, l'accès est situé derrière une étagère coulissante et dans la chambre de Diego, c'est une porte secrète située à gauche de la cheminée qui permet de rejoindre l'escalier mystérieux. À tout moment, Diego doit pouvoir rejoindre ce « canal de vie ». À sa partie basse, l'escalier donne sur un long couloir qui passe sous l'hacienda et débouche sur une grotte. C'est là que Tornado attend sa prochaine mission. Ne vous inquiétez pas pour son confort, il dispose d'une source d'eau claire et Bernardo l'approvisionne régulièrement en fourrage de première qualité. L'entrée extérieure de la grotte est tapie sous une épaisse végétation et protégée par des rochers escarpés, de sorte que cet accès est difficilement repérable du dehors. Les parois de la grotte, à proximité de la sortie, sont inclinées de telle façon que le jour s'y engouffrant dessine un magnifique triangle de lumière.

C'est dans ce lieu secret, au cœur de l'hacienda, que Diego devient Zorro. De même, pour l'initié, c'est en son intériorité la plus intime qu'est le « passage secret » qui permet la métamorphose. Les accès à l'escalier caché sont multiples car Diego doit pouvoir y accéder à tout moment, dans n'importe quelle situation. Parallèlement, l'initié doit pouvoir se recentrer, se ré-axer à chaque instant de sa vie, car la voie initiatique est un « état d'être » et non une pratique du dimanche. Différents moyens existent pour aider à rentrer en contact avec son intériorité, à l'image des différentes portes secrètes donnant sur l'escalier. Il y a bien sûr la posture, la position imposée au corps, l'assise du yogi, la génuflexion du mystique en prière, le corps à l'équerre de l'initié sous la voûte étoilée ou l'immobilité du soufi avant d'entrer dans la danse. Ces postures sont le moyen de contrôler le corps et le rendre docile, moins présent, plus ordonné et plus transparent afin de permettre une meilleure perception des énergies sommeillant au tréfonds de l'être. Se poser sans bouger, le dos droit comme une montagne et contrôler son souffle... Ce n'est certes pas le moyen employé par Diego qui s'engouffre dans la « porte étroite » d'un seul élan. Peut-être parce que nous sommes dans une spiritualité de l'action et non dans une démarche contemplative. Par contre la mise en silence, qui est un autre moyen habile pour favoriser le déploiement de l'intériorité, peut être figurée par le fait que Diego, en franchissant la porte étroite, tourne le dos au monde ordinaire que représentent les « pièces à vivre ». En effet, faire silence ne signifie pas simplement « se taire » mais c'est ne plus donner cours à toutes les pensées ordinaires qui frappent à la porte de notre raison, stopper l'agitation du mental et n'avoir finalement d'attention que pour le monde du dedans. Et puis, surtout, Diego a recours à un rituel, c'est-à-dire à un ensemble de gestes ou de paroles qui sont autant de symboles et favorisent la métamorphose intérieure. Ce rituel, pour Diego, consiste à enfiler dans un ordre précis (détaillé dans les premiers épisodes) chaque pièce du costume de Zorro, lesquelles sont soigneusement rangées dans un coffre à l'entrée du passage secret. Quelle que soit l'urgence de la cause qu'il doit servir, ce temps du rituel est absolument nécessaire et incompressible. À mesure que nous progressons au fil des épisodes, les plans sur ces temps ritueliques sont de plus en plus rares et écourtés, et cela nous fait sens, car l'initié qui progresse en chemin parvient, à force d'ascèse (mot qui signifie « exercice » ou « pratique »), à se connecter de plus en plus immédiatement à son intériorité.

Une autre image symbolique que l'on ne peut s'empêcher d'évoquer en présence de l'escalier en colimaçon situé au cœur de l'hacienda est celle de l'axis mundi. Cet axe, que l'on désigne aussi sous le terme de *pilier du monde* ou *d'axe cosmique*, est un symbole universel, commun à tous les peuples et à toutes les mythologies. Il est un pilier, une colonne, une ligne verticale et centrale qui relie les mondes supérieurs, terrestres et inférieurs, et représente le centre du monde. Il est donc un lieu sacré par excellence. Pour les peuples primitifs, c'est la montagne ou l'arbre qui joue ce rôle, mais aussi des constructions humaines de plus en plus élaborées : la piler sacré, le totem, le mat central de la yourte, le clocher de la chapelle, la flèche des cathédrales… Sur cet axe, l'homme ressent à la fois son ancrage profond à la Terre-mère et son aspiration au dépassement, à rejoindre sa dimension spirituelle. L'axis mundi imprègne aussi de son message symbolique le bâton du pèlerin, le fil à plomb du franc-maçon ou l'échelle de Jacob. Cet axe sacré est particulièrement chargé de sens pour l'initié qui se vit lui-même comme lien entre ce qui est en haut et ce qui est en bas, à l'image de l'homme de Vitruve. Mais revenons en terre californienne. Dans les peuples indiens amis de Diego, les chamanes utilisent cet axe du milieu du monde pour relier le monde terrestre et le monde des esprits, et Diego leur empreinte le pas en parcourant son escalier secret. Il redécouvre, par l'expérience vécue en son corps, le rôle unificateur de cet axe. En reliant la grotte, l'hacienda et le ciel, auxquels nous pourrions faire correspondre le corps, l'âme et l'esprit, il devient l'initié qui jaillit sous la forme du cavalier Zorro se dressant vers la voute céleste. L'initiation peut s'inscrire comme la voie qui trace l'alliance entre le carré, symbolisant la terre et la matière, et le cercle, image du ciel et de l'esprit. Et c'est par le chemin du centre, ce centre dont tout émane, que le lien se fait. Le colimaçon de l'escalier devient, pour celui qui l'emprunte, la spirale tridimensionnelle, parcours circulaire autour d'un axe central, qui s'élève et marque, à chaque tour de spire, un nouvel état de conscience. Ainsi, l'homme, relié et réunifié, peut participer à l'édification d'une œuvre qui dépasse son existence propre. C'est pourquoi Diego, devenu Zorro, peut faire « l'impossible ».

La grotte

Elle appartient aux mondes inférieurs. Dans nos civilisations, elle est associée symboliquement au tombeau, à l'enfer, à la mort. Mais dans la culture amérindienne, la grotte nous parle plutôt de la naissance des hommes, car la terre est la matrice universelle. Dans les temps anciens, certains indiens refusaient de travailler la terre pour ne pas la blesser dans ses chairs. C'est de son sein qu'ils sont nés, dans ses entrailles qu'ils ont maturé, comme la graine enfouie, avant de paraître à la lumière. La terre est Mère de tous et de tout, des hommes, des plantes comme des roches. Quant à la grotte, cavité creusée dans ses entrailles, elle est l'utérus de la Terre-Mère, abri de gestation en vue d'une future naissance. Dans nos cultures européennes, on retrouve des croyances similaires qui résonnent dans l'attachement des hommes à leur « terre natale » et dans l'usage ancien et persistant qui consiste à rendre les morts à la terre, voire même, à certaines époques, à les ensevelir en position fœtale dans l'espoir d'une possible renaissance.

De la création des hommes à celle de l'initié, le pas est vite franchi et les différences sont infimes, car toute initiation fait référence à la création du monde. Ainsi, dans bien des cérémonies initiatiques, l'impétrant va revivre le temps de l'origine par l'épreuve de la terre. Enfermé dans un lieu exigu, froid et obscur, figurant les entrailles de la terre, il va éprouver dans son corps le retour à l'état embryonnaire et la lente maturation nécessaire à toute renaissance. Et, quand on le délivrera de cette longue immersion, viendra poindre, dans les ténèbres de la grotte, une lumière nouvelle, tandis que, dans l'obscurité de son être, une petite étincelle se fera jour.

Diego déguisé en Zorro aurait pu se contenter d'aller chercher Tornado à l'écurie pour partir à l'aventure au galop mais la grotte est là, puissante, pour nous dire le mystère et la métamorphose qui s'opèrent en Diego. Il n'est pas déguisé mais transformé. Il est devenu Zorro. Par la grotte, la terre accouche d'un cavalier de justice qui va chevaucher vers la lumière. Les plus sceptiques me diront que j'en fais trop. Que la caverne est simplement un endroit caché, tout à fait adapté et pratique pour tenir l'étalon prêt à toute intervention. Pourtant, dans le deuxième épisode qui a pour titre « le passage secret », il y a une image qui semble corroborer mon propos et qui n'a pas été glissée là par hasard. En effet, quand Diego montre à Bernardo, pour la première fois, l'existence du passage secret, ils parcourent l'escalier puis le couloir souterrain qui mène à la grotte. Ils sont éclairés d'une simple lanterne dont la lumière dessine des ombres changeantes sur les parois du boyau étroit et, au moment de rejoindre la grotte, Bernardo butte sur un objet au sol. Il le ramasse, c'est un crâne humain ! « *Un très beau spécimen* » dira Diego avec l'humour qui le caractérise. Mort symbolique et renaissance initiatique ne sont-ils pas inscrits en filigrane dans cette image singulière et inattendue ?

Les paysages naturels

Les paysages environnants et qui servent de décor naturel aux aventures de Zorro sont, à l'inverse de l'hacienda, plutôt sobres et dépouillés. Pas de végétation luxuriante mais quelques arbres et buissons bas, sur une terre sableuse et rocheuse. On sent la présence constante du soleil qui jaunit les herbes du chemin, chauffe le dos des lézards et rend l'eau rare. À une heure ou deux de cheval plus au nord, le décor devient plus désertique encore. Des rochers aux formes étranges donnent au paysage un aspect tourmenté. Vasquez Rocks, où furent tournées plusieurs scènes, est assez fascinant. Cet énorme rocher, composé de strates superposées horizontalement, se redresse à son extrémité vers le ciel comme un cheval se cabre. Le relief est plus marqué qu'aux abords de l'hacienda. Apparaissent des défilés étroits qui seront le lieu idéal pour de formidables poursuites sur le « *camino real* » (chemin royal) qui serpente entre les bosquets. Et puis viennent les précipices où les carioles emportées par des chevaux fous vont immanquablement tomber... Sauf si Zorro arrive à temps ! Enfin, il y a le ravin du diable, infranchissable, redouté mais que pourtant Zorro traversera en une envolée magnifique, grâce à son extraordinaire Tornado, alors qu'aucun des soldats lancés à sa poursuite n'aura l'audace de s'y risquer. Le héros s'envole là où l'homme ordinaire est arrêté.

Les paysages, à la fois superbes et variés, servent incontestablement le réalisateur dans son intention narrative, autorisant les poursuites, sublimant les chevauchées solitaires et favorisant les instants de suspense. Mais est-ce seulement pour cela qu'ils ont été choisis ? Cette nature authentique et rude qui semble hostile à l'homme ordinaire et complice du héros ne nous livre-t-elle pas quelques éléments sur le lien profond qui se tisse entre l'initié et l'univers ? Aujourd'hui l'homme « moderne », très connecté, ne l'est pourtant absolument plus avec la nature. Sa vie, qui se décline presque en permanence entre béton et écran, lui a fait perdre la grâce de la contemplation et de l'immersion dans le végétal, le minéral et les grands espaces sauvages. *Homo connecticus* pourrait presque imaginer que la nature ne sert à rien, si ce n'est comme réservoir potentiel de ressources alimentaires ou énergétiques dont il peut disposer sans limites. D'ailleurs, cette nature, grande dame offerte à l'amour des hommes, il ne la connaît plus, il ne l'honore plus, et même, elle lui fait un peu peur : il y a des insectes qui piquent, il peut pleuvoir et l'on peut même se perdre. L'homme évite ces lieux sauvages où il pourrait se retrouver, redoutable épreuve, dans une zone sans réseau et devoir assister, impuissant, au terrible et inquiétant mutisme de son téléphone portable. Dans le même temps, d'autres individus, inconséquents et prétentieux, poussés par un ego dévastateur, vont vouloir prouver qu'ils sont plus puissants que les forces naturelles et partir affronter, sans réflexion et sans équipement adapté, une montagne ou un océan qui auront tôt fait de rabattre leur caquet. L'initié n'a pas le même rapport à la nature. Il aime ce cosmos dans lequel il vit, recherche sa compagnie et, cependant, s'incline avec humilité devant sa force et sa puissance. Il sent que chaque élément de l'Univers participe au Grand Tout et relève d'une origine commune. Les feuilles, les coccinelles, les poissons, les pierres, les hommes, les étoiles, tout provient d'une même Energie créatrice. Alors, en parcourant la nature comme un grand livre sacré, l'initié se sent en harmonie, en lien du cœur, avec tout ce qu'il voit, avec tout ce qui vit. De même, quand il traverse au galop ces paysages complices, en sautant par-dessus les précipices, Zorro ne cherche pas à montrer qu'il est le plus fort, mais il recueille toutes ces énergies naturelles qui l'entourent, s'en nourrit et, ce faisant, non seulement il décuple ses forces, mais se rapproche immanquablement de la Source originelle qui est le but ultime.

Le temps de l'action

Historiquement, l'histoire de Zorro se situe au début du XIXe siècle. Cependant, ce n'est pas de ce temps-là que nous voulons parler, mais du temps qui s'écoule ou qui se répète, du temps qui se suspend ou s'accélère, du temps qui s'étire ou s'enroule et vient, par là-même, nourrir le récit. Expérience universelle et intime des hommes, le « temps qui passe » a fait l'objet de multiples représentations pour tenter de mieux appréhender sa nature réelle. Mais il garde encore bien du mystère, car qui peut dire ce qu'est le temps ?

Un rythme « endiablé »

Avant même que d'aborder à proprement parler le *temps* de l'action, il nous faut nous arrêter quelques instants sur le *rythme* de celle-ci. Comme une musique peut, par ses variations, son souffle, ses pauses, ses accelerandos, ses pianissimos ou ses reprises allegro, ouvrir sur différents états d'écoute et de perception, de même le rythme de l'action d'un film ou d'un feuilleton en module l'atmosphère et participe pleinement à la construction du héros. S'il existe quelques différences d'un épisode à l'autre, globalement le « Zorro de Disney » est un feuilleton haletant, où le spectateur termine plus essoufflé que le cheval du héros ! Chaque épisode débute dans un rythme lent, celui de la vie quotidienne dans un pays où il fait chaud. Quelques plans pour nous situer, nous « mettre en route », puis le dialogue s'engage entre les personnages nous livrant toutes les informations nécessaires sur eux-mêmes et sur la problématique de l'histoire. Et puis, quand il est l'heure, à l'annonce de Bernardo, vient le temps de l'intervention de Zorro, et tout s'accélère brusquement. Jamais Zorro ne sort de la caverne tranquillement, ce qui peut se comprendre vu l'urgence de la situation, mais jamais, et c'est peut-être plus surprenant, il n'y revient à pas lents, façon Lucky Luke, avec flegme et nonchalance. Non, tout le temps de l'action de Zorro, jusqu'au rangement du dernier accessoire de son costume, est un temps accéléré, « hyperactif », émaillé de chevauchées, de courses-poursuites et de duel enflammés. Très peu de mots sont proposés dans ce temps de l'action. Tout au plus une ou deux phrases de Zorro quand l'adversaire est neutralisé, des mots qui tombent comme une sentence : « *Je vous laisse la vie mais je serai derrière toujours comme votre deuxième conscience* » ou comme une invitation à un départ sans retour : « *Adios amigos.* »

Cette accélération, qui marque une véritable rupture de rythme, donne au récit sa pleine dimension d'aventure et est une constante dans tous les films de cape et d'épée, mais, symboliquement, elle introduit la notion d'un temps différent quand le héros surgit. Non seulement l'arrivée de Zorro change la vie mais elle change aussi le cours du temps. Et c'est assurément là un pouvoir supérieur, digne des dieux ! Cela situe donc le personnage dans un niveau bien différent de l'homme ordinaire.

De jour ou de nuit

Les variations de rythme gravent la différence de nature entre le temps ordinaire de la vie et les interventions du héros, et donc entre Zorro et les autres personnages. Mais, pour donner encore plus de puissance et accentuer le contraste entre ces deux mondes, l'équipe de réalisation y superpose une deuxième dimension temporelle : celle du jour et de la nuit. L'action commence le jour et la problématique de la situation est exposée sous le soleil. À l'inverse, l'intervention de Zorro, dans la presque totalité des cas, survient au cœur de la nuit. « Midi » pour les personnages ordinaires, « Minuit » pour le justicier masqué. Le jour est le temps du manifesté, la nuit celui du mystère. Chacun le ressent, la nuit est magique : Zorro y est invisible, il est une ombre se mouvant dans l'obscurité, tandis que son œuvre de justice est éblouissante, elle est lumière jaillissant des ténèbres. Et l'œuvre n'est-elle pas infiniment plus importante que son auteur ?

L'initié, dans toutes les traditions, est un oiseau de nuit. Les cérémonies ritueliques se jouent au cœur d'une nuit noire et profonde. La fin du jour féconde l'humilité, elle efface les apparences. Elle favorise le lâcher-prise et l'abandon, invalidant les sens au profit de l'intuition. Elle ouvre le chemin d'intériorité, de ténèbres à ténèbres, par une plongée au fond de soi. Elle fait émerger le mystère en substituant l'invisible au visible. Elle permet la suspension du temps et l'émergence d'un temps nouveau. Elle engendre la mort symbolique par son opacité chtonienne. Ainsi la nuit féconde la Lumière et l'épée de Zorro peut étinceler sous la lune. À son épaule, on pourrait imaginer un autre animal totem, compagnon du renard, sous la forme d'une chouette ou d'un hibou. L'oiseau, aux grands yeux d'or ouverts dans l'obscurité, a la réputation de pouvoir apporter aide et protection dans la nuit et, parce qu'il peut voir ce qui est inaccessible aux autres, il est le symbole éminent de la sagesse.

Le fil du temps et la roue du temps

Le temps de l'existence quotidienne ordinaire s'étire comme un fil. Il est un écoulement irréversible de la naissance à la mort. Ce temps de la vie d'un homme s'inscrit dans le temps de l'histoire, plus grand que lui, mais que l'on peut également représenter par une droite, entre apparition de la vie humaine et fin du monde. Dans ce temps linéaire, il y a un passé très long, réserve de nostalgie ou parfois d'enseignements mais surtout un futur qui est le lieu de toutes les espérances, un futur sur lequel l'homme projette ses rêves de changement et de progrès. Entre le passé et le futur, le présent ponctiforme, est comme écrasé.

Dans les sociétés traditionnelles, dans les mythes, dans certaines parties du monde comme l'Inde, le temps est représenté par une roue. Le monde naturel vit selon des cycles, celui du soleil qui se lève et se couche chaque jour, celui de la lune qui s'arrondit puis s'affine chaque mois, celui des saisons qui changent l'aspect du monde environnant, et la vie de l'homme se calque sur ces rythmes naturels. Tout recommence sans cesse. Des ancêtres aux parents, des parents aux enfants ce n'est pas une succession de vies mais un éternel retour de la Vie. Dans ce modèle circulaire, le passé est une référence, que l'homme cherche à reproduire dans le présent, et dont le futur sera empreint également. Le temps de la vie n'est pas le rêve d'un futur qu'on voudrait meilleur mais bien le présent, tel qu'il est, riche de cette part d'immuable qui assure stabilité et cohérence au groupe.

En observant ces deux modèles, on comprend aisément que le temps religieux, le temps mythique, le temps sacré, celui de l'initié, vont répondre au modèle du temps circulaire. Les cérémonies ou fêtes religieuses, les récits mythiques et les rituels initiatiques sont la répétition symbolique d'un acte de création. Il ne s'agit pas de commémorer un anniversaire mais de réactualiser l'acte primordial, en le faisant exister ici et maintenant. On ne fête pas la naissance du dieu mais on renaît avec le dieu. En ravivant périodiquement le mythe ou le rite, l'homme échappe au temps ordinaire de la vie qui s'écoule et rejoint le temps sacré. Ainsi la répétition rituelle plonge l'homme qui la vit dans un éternel présent.

Mais le temps passe... Et Zorro dans tout cela? Dans le feuilleton qui nous intéresse, on retrouve cet entrecroisement du temps linéaire ordinaire et du temps cyclique sacré. La narration de la problématique des habitants du village et de leurs conflits avec des bandits ou des soldats de la caserne, c'est le temps linéaire, les affaires courantes, avec ce que la vie comporte de violence ou d'injustice. Les interventions de Zorro sont d'un autre ordre et s'inscrivent dans un temps cyclique, avec toujours la même séquence d'évènements : la métamorphose de Diego, l'accouchement de Zorro, son arrivée au galop, son intervention flamboyante, son retour au galop et son effacement dans la grotte ou, cela revient symboliquement au même, sa disparition dans la nuit. Périodiquement, à chaque épisode, comme un rituel, l'arrivée de Zorro vient suspendre le temps ordinaire et fait rentrer le spectateur dans le cercle du temps sacré. Et à chaque fois, celui-ci en est heureux car, inconsciemment, il ne cherche pas la « nouveauté » mais à revivre l'intervention du héros auquel il s'apparente, comme une éternelle première fois. D'ailleurs, après le départ de Zorro, il y a toujours quelques plans ou quelques mots échangés pour montrer que le fil de la vie ordinaire reprend, et, avec elle, notre attente du retour de Zorro...

In extremis

Il faut bien le reconnaître, Zorro arrive toujours in extremis. Il n'est pourtant pas lent et Diego et Bernardo ne manquent assurément pas de sens de l'organisation. C'est donc que cela veut nous signifier quelque chose. Dans la continuité de nos propos précédents, pour rendre possible la sortie du temps ordinaire, il faut une rupture brutale et celle-ci ne peut survenir que quand la situation devient très critique voire désespérée. Il est donc nécessaire de laisser monter le drame jusqu'à son point de pré-rupture.

Il y a peut-être aussi, dans cet « *in extremis* », l'idée que si Zorro n'intervient qu'au tout dernier moment, c'est pour laisser au maximum celui qui est dans l'embarras trouver la solution par lui-même. On a décrit, en psychologie humaine, un syndrome dit « de Zorro » pour désigner des personnes qui se sentent le besoin de régler tous les problèmes d'autrui, volent au secours de leur entourage avant même qu'on le leur demande, et finalement, pensent que rien ne peut se faire sans eux et se mêlent de tout. Leur attitude semble noble et altruiste, alors qu'en réalité elle est sous-tendue par un sentiment de toute puissance et une soif de reconnaissance. Et finalement ces personnes servent leur ego plus qu'elles ne servent autrui. Zorro, lui, n'a pas le syndrome de Zorro. Il ne cherche pas à intervenir à tout prix, connaît ses limites et ne profite jamais de son action pour exercer une quelconque domination sur ceux qu'il a aidés. Il ne surgit qu'en cas de stricte nécessité. Alors son geste est un don véritable et sincère et, d'ailleurs, le justicier de l'ombre se retire très vite, sans attendre le moindre compliment ou une quelconque reconnaissance pour ce qu'il a fait, mais heureux parce qu'en ordre parfait avec sa conscience. Voilà bien, encore ici, la marque de l'initié.

Décidément, bien des choses se cachent sous les deux petits mots de l'expression *in extremis* et l'on pourrait voir aussi, dans cette arrivée tardive, une façon de faire grandir le désir. C'est un peu comme si on cherchait à nous faire « désirer » Zorro. Non pas que l'on doute de son intervention, elle est annoncée, on sait qu'il va venir ! Mais, en repoussant à l'extrême le moment de son arrivée, d'une part on capte notre attention, (ce n'est pas le moment d'aller se servir une bière), d'autre part, on attise cette envie de voir le héros surgir au plus vite. Cela devient viscéral ! Et comme Zorro n'arrive pas et que l'on a épousé pleinement la cause qu'il défend, on en finit par se dire que l'on va intervenir à sa place. Subtilement, par ce glissement de « spectateur » à « substitut du personnage », on vit l'expérience, certes transitoire et illusoire mais sincère, d'être le justicier. Le feuilleton ne nous invite pas à visualiser l'initié mais bien à le devenir.

Enfin cette arrivée au tout dernier moment, quand la situation devient désespérée, a une autre conséquence. Elle fait émerger, dans la tête de celui qui assiste à la scène, la notion de « providence ». Quand les naufragés en mer n'ont plus de force et que le bateau arrive au moment même où ils vont couler, c'est la providence. Quand les flammes de l'incendie attisé par le vent commencent à lécher la maison et que les pompiers surgissent, c'est la providence. Quand le chariot fou va tomber dans le ravin et que Zorro parvient *in extremis* à stopper les chevaux, c'est encore et toujours la providence. Un acte impossible mais qui advient quand même. Ce qui résonne derrière ce mot de « providence », c'est un secours qui apparaît quand il n'y a plus de solution rationnelle et un secours dont on ne sait d'où il vient. Pour le croyant, c'est la main de Dieu qui se pose sur l'existence humaine et vient protéger sa créature. Pour le philosophe ou le cherchant, c'est un déterminisme supérieur, universel, qui règle les choses du monde. Pour l'athée, c'est un hasard qu'il appelle « chance ». Vous me direz, Zorro n'est pas la providence mais l'homme providentiel. C'est juste, mais cela ne règle pas le problème car la question reste de savoir qui l'envoie ? Dieu, l'ordre universel, lui-même parce qu'il est relié par son intériorité à une force supérieure et rempli d'amour ? Chacun décidera en son for intérieur. Toujours est-il qu'un tel homme providentiel, et si « régulièrement providentiel », ne peut se situer dans le tout commun. On ressent ici puissamment la singularité du personnage et l'on comprend qu'il est dans un plan de conscience supérieur.

Le Z de Zorro

« Z » comme Zorro. « Z » c'est le signe de Zorro, incontestable, incontournable, essentiel ! Combien de jeunes enfants, en rêvant à leur idole, ont tracé le Z de Zorro dans leur assiette de purée et sur leur table d'école. Pas une affiche de film des aventures de Zorro, pas une couverture de livre ou de disque concernant le héros qui ne comporte le Z comme « accroche » principale. Un flacon noir barré d'un large Z blanc pour le parfum Zorro et dans les déguisements pour enfant, un Z rouge ou argenté sur le chapeau noir, qui originellement n'en comporte pas, afin que l'on soit certain qu'il s'agit bien de celui de Zorro. Oui, définitivement un Z ça veut dire Zorro, quoi que puisse en penser le grand Zeus.

Le Z à tout vent

Avant même l'adaptation par les studios Disney du roman de Johnston Mc Culley, un des premiers films de cinéma à s'être intéressé au justicier masqué, est « Le signe de Zorro » (« the mark of Zorro »), réalisé en 1940 par Rouben Mamoulian et avec Tyrone Power en superbe héros. Dans ce film en noir et blanc, considéré comme un chef d'œuvre de l'âge d'or d'Hollywood, on voit déjà le tracé du Z, fendant le tissu sur le postérieur d'un soldat. Et tous les Zorro depuis, ceux des films, des feuilletons ou des dessins animés, n'ont cessé de semer des Z à tout vent. Concernant notre Zorro-Disney, tous les supports sont bons et la pointe de son épée marque de son empreinte les murs de chaux, les toiles de chariots, les affiches placardées, et même, à l'occasion, une partition de musique. Mais c'est le ventre du sergent Garcia qui demeure son terrain de jeu préféré. Il en a reçu des Z ce ventre rebondi ! Un des plus beaux Z, à mon sens, est celui enflammé, tracé avec un tison incandescent, sur la porte de l'atelier du forgeron. Si l'on considère le générique dans sa version originelle, c'est-à-dire longue, le Z y figure à quatre reprises en moins de cinquante secondes. C'est d'abord Zorro face au spectateur qui trace un Z de pure lumière, comme pour l'inviter au voyage, puis, de la pointe de l'épée il le fait tourner à grande vitesse et le Z est projeté dans le ciel où il est régénéré en « éclair » dans une nuit d'orage, annonçant l'arrivée du cavalier. Le troisième Z est inscrit, comme il se doit, au ventre du sergent Garcia, au terme d'un duel vite expédié, et le tout dernier vient griffer l'affiche placardée au mur et sur laquelle il est dit que Zorro est un bandit recherché. On ne peut donc, quoi qu'on fasse, échapper au signe de Zorro et cette constance est sûrement porteuse de message. Elle veut nous dire que Zorro peut être présent partout et à tout moment, mais, au-delà, elle cherche à nous faire comprendre que, même lorsque Zorro est absent, son signe demeure comme un œil qui veille, comme une conscience supérieure à laquelle nul ne peut échapper.

Le tracé du Z

Il est fascinant le bruit de l'épée traçant le Z et impossible à retranscrire en quelques lettres malgré les tentatives de certains bloggeurs passionnés. « Zig zig zig » pour les uns, « pfut pfut pfut », pour les autres et pourquoi pas « fouic fouic fouic » ! C'est un son dont on ne peut rendre compte, il faut l'entendre. Il tient à la fois du sifflement, du souffle et du déchirement. Dans le même temps, il fend l'air et autre chose en plus, sans qu'on sache vraiment quoi. Il y a une résonnance intérieure dans ce bruit comme il peut y en avoir dans le son qu'émettent des clés tournant dans la serrure. Une ouverture ? Un inconnu à venir ? L'importance du son n'est pas négligeable dans la portée symbolique d'un signe et c'est pour cela que, lorsque Bernardo annonce l'entrée en jeu de Zorro et trace le Z dans l'air de la pointe de son index, il l'accompagne d'un sifflement qui ravive en nous le vrai son du Z. Quelle que soit l'onomatopée retenue, Le bruit de l'épée fendant l'air et traçant cette lettre comporte trois temps. Un même son répété trois fois. Peut-être pour mieux pénétrer le dedans de l'être, enfoncer le son en nous par sa répétition, mais aussi pour nous envelopper dans le ternaire. Dès lors, nous voici capés du « trois », ce nombre de l'initié, permettant de dépasser la dualité apparente des choses pour rejoindre l'unité créatrice.

C'est la pointe de l'épée qui trace le signe, comme l'aiguille imprime le tatouage dans la peau, comme la lame scarifie les chairs, comme la pointe sèche du graveur attaque la plaque de métal ou comme le ciseau du sculpteur entaille la pierre. Le tracé se veut indélébile, irréversible, sans retour possible en arrière. Il y a un « avant » et un « après » le tracé. Si l'éraflure entaille la peau, elle ne met pas la vie en danger mais laisse à jamais une cicatrice, comme si la rencontre avec Zorro devait être véritablement « marquante » et source d'un profond changement. Le signe de Zorro est un sceau apposé sur celui dont le comportement est violent ou injuste à l'égard des autres. Zorro lui laisse la vie. Il ne tue jamais volontairement ses adversaires, mais, en échange, il leur demande de ne plus nuire, soit en partant soit en adoptant un comportement plus vertueux. Alors il nous plaît de penser qu'il appose sur son adversaire son sceau comme une marque d'alliance ou comme une greffe de conscience.

Comment parler de tracé sans évoquer le vaste univers de la géométrie sacrée, cette géométrie déconnectée des mathématiques et par la force de laquelle les artistes et bâtisseurs des temps anciens construisaient leurs œuvres ? Tracer à l'image de l'Oeuvre du Créateur, c'est-à-dire en retrouvant les règles et les proportions qui sont données à voir dans la nature. Cette géométrie sacrée touche l'inconscient de celui qui en observe les formes et génère, par sa science, beauté et harmonie. Pour tracer le Z, nous pouvons partir de la forme élémentaire du carré. Ce carré est une unité de base à partir de laquelle on peut rejoindre le rectangle long qui est un double carré mais aussi le rectangle d'or ou la spirale d'or et bien d'autres figures chères aux bâtisseurs et omniprésentes dans l'art sacré. Le carré est le symbole du monde créé, de la terre, du cosmos et il est associé, par ses côtés, au nombre 4. Si l'on en dessine la diagonale ascendante et qu'on en efface les deux côtés verticaux pour faire apparaître la lettre Z, on passe du 4 au 3 et le 3 est le symbole du ciel. Le Z est le moyen de passer de la terre au ciel en remontant la pente ardue de sa diagonale ascensionnelle. En suivant ce tracé, Diego peut devenir Zorro et le « cherchant » peut espérer atteindre l'état d'Homme accompli.

Le Z comme Symbole

Vingt-sixième et dernière lettre de l'alphabet latin, le Z a pour glorieux ancêtre le Zayin, septième lettre de l'alphabet phénicien, en vigueur il y a plus de 3000 ans. Dans cet alphabet très ancien, qui est aussi le précurseur de l'alphabet hébreu, les lettres ne sont pas de simples signes destinés à composer des mots mais elles sont associées à une valeur symbolique (liée au hiéroglyphe qui est à leur origine) et à une valeur numérique. Ceci est très important pour la lecture à plusieurs niveaux des textes sacrés. Ainsi le Zayin, dont la graphie dans l'alphabet phénicien est proche de notre « i majuscule », signifie « arme » et dans l'alphabet hébreu il est associé à l'épée. Voilà bien une lettre dont le symbolisme est en phase avec notre escrimeur-justicier. Quant à la valeur numérique du Z, c'est le 7. Il arrive après le Waw, sixième lettre, et vient en quelque sorte le parfaire. Le Waw, par le 6, désigne les quatre directions du plan ainsi que le haut et le bas, donc les six dimensions de l'espace. Le Zayin qui le suit va apporter une septième dimension, essentielle dans l'organisation du cosmos et de toute chose : le centre, le moyeu de la roue, le point dont tout émane. La lettre Z, au travers de son origine par le Zayin, nous conduit donc à cette réalité du centre qui ouvre à la transcendance.

On peut aussi réfléchir symboliquement à la forme de cette lettre Z, et, dans une première lecture, y voire le chemin qui serpente à flanc de montagne. Au-delà du lien entre terre et ciel et du caractère ascensionnel de ce symbole que nous avons déjà évoqués, ce chemin qui monte en zigzag et non directement, comme le ferait une échelle dressée vers le ciel, nous dit la difficulté du travail de l'initié pour s'élever dans les plans de conscience et rendre réel le perfectionnement individuel. Zorro n'est pas Diego qui a reçu une illumination, il est l'idéal vers lequel Diego tend. Mais cela n'advient pas en un ou deux épisodes. Combien de fois faut-il remettre son ouvrage sur l'établi pour en faire un chef d'œuvre ? Dans une autre lecture, on peut voir, dans le dessin de la lettre Z, l'image d'un éclair. Et cette approche-là, je ne suis pas là seule à oser la faire puisqu'elle nous est très clairement offerte par Disney dans le générique. En effet, Le Z que Zorro a tracé face à nous et fait tourner de plus en plus vite de la pointe de son épée vient s'accrocher dans le ciel d'orage et devient un éclair fendant la nuit. Zorro arrive dans la seconde suivante. Depuis toujours et dans de très nombreuses cultures, l'éclair est perçu comme un signe des dieux. C'est un symbole associé à nombres de divinités, comme Thor chez les Vikings, Zeus pour les grecs ou encore Indra, le dieu hindou. Il est aussi, dans nombre de cosmogonie, le feu créateur par lequel le monde apparaît. Dans la tradition chamanique, être frappé par l'éclair c'est un signe d'initiation, et, si, par malheur, l'impact s'avère mortel, on sait que l'âme de la victime rejoindra directement les cieux. À la fois feu et lumière, l'éclair est au-dessus des connaissances humaines et impressionne par sa fulgurance, son éclat et son danger potentiel. L'éclair ne peut qu'être l'annonce de quelque chose d'extraordinaire, de surhumain. Pour en revenir à notre héros, il faut bien en convenir, ce Z-là, planté dans le ciel, ce n'est pas Zorro qui le trace. Il ne s'agit pas d'une signature humaine. Cette lettre de feu et de clarté déchirant la nuit, ce sont les forces supérieures qui l'envoient pour annoncer la venue imminente de l'homme de Lumière. Nous dépassons donc bien la dimension morale d'un homme de justice pour rejoindre la flamme et la lumière d'un initié.

Du signe à la signature

Le signe Z, apposé sur le lieu des exploits de Zorro, pourrait s'apparenter à sa signature ou plus exactement à son paraphe. Dans le son du tracé du Z, on retrouve en écho celui de la plume grattant le parchemin. Toute signature tient à la fois du mot, le nom de l'individu, et de l'image, par la graphie singulière jaillissant de la main de celui qui la produit. Témoin de l'unicité de l'être, la signature devient, au fil d'une longue histoire s'étalant en occident du VIe au XVIe siècle, le moyen majeur et légal d'identification. D'abord monopole du roi et de quelques hauts seigneurs, on la retrouve de plus en plus souvent sur les actes légaux, et sous la plume de marchands dans les échanges commerciaux. Elle va même coloniser le monde des arts alors que, pendant des siècles, les artistes ne signaient pas leur travail. Ils ne considéraient pas l'œuvre produite comme étant *la leur*, mais une simple contribution de leur part au « Grand Œuvre » inspiré par Dieu. L'imposition de la signature marque l'émergence de ce temps où l'individu se place au-dessus de l'œuvre et où il s'en attribue tout le mérite. Dans ce sens, le Z de Zorro ne peut pas être « signature » mais est à lire plutôt comme la marque de l'initié, tracé qu'il appose, non pour se faire valoir lui, mais pour mettre en avant la cause qu'il sert. C'est ce qui explique que le Z est choisi préférentiellement au non le nom entier de Zorro, pourtant court et esthétique, et, de la même façon, c'est pour cela que la graphie retenue pour ce Z est extrêmement sobre, sans volute ni fioriture. Zorro est le médiateur d'une force qui est à la fois au plus profond de lui et au-delà de lui, et qui s'exprime, dans le monde manifesté, au travers de ses actions. Il est véritablement un être inspiré.

La force du nom

Penser le Z comme *marque de l'initié* plutôt que comme *signature* ne signifie pas négliger l'importance du nom. La marque de Zorro, d'ailleurs, n'est pas un signe kabbalistique mais elle est l'initiale du nom du héros. Bien sûr il n'est pas question de son nom de naissance : Diego de la Vega, mais de son nom d'initié : Zorro. Le Z est l'initiale de l'initié ! Pour se convaincre de l'importance du nom, il n'est qu'à considérer avec quelle insistance il nous est présenté dans le générique. Il y est répété un très grand nombre de fois, proposé à nos yeux (d'abord en lettre blanches sur le mur sombre, puis deux fois sur les affiches et en fin de générique à dix reprises sous la forme de l'éclair s'allumant et s'éteignant dans le ciel d'orage). Dans le même temps, il est chanté à nos oreilles, là aussi de manière répétitive (Cinq fois dans le corps du texte et dix fois de suite à la fin de la chanson). Il y a là comme un martellement du nom destiné à l'imprimer dans notre mémoire mais aussi à lui faire pénétrer notre intériorité. C'est une sorte d'incantation porteuse d'un pouvoir particulier. On peut l'entendre aussi comme la recréation nécessaire à chaque instant. Nommer quelque chose, c'est lui donner naissance, en reconnaître l'existence. Pas un être humain ne vit sans nom, pas une chose n'existe sans être nommée. Et le choix du nom est toujours important. Il y a le nom que les parents donnent à l'enfant, à la naissance, en fonction de leur histoire propre et des espérances que représente le nouveau petit être. Ce nom désigne le moi relationnel, le moi social. Dans nos sociétés modernes, il reste généralement « solitaire » d'un bout à l'autre de la vie. Mais dans certaines traditions, particulièrement en Afrique, de nouveaux noms sont donnés à plusieurs étapes de la vie pour marquer le passage à un état nouveau : adolescence, mariage, statut de guerrier... Ces noms qui sont acquis au fil de la vie et volontiers reliés à l'intime de la personne, ces noms qui ressemblent à ceux à qui on les donne, ne doivent être livrés à autrui qu'avec prudence car un « malveillant » pourrait nuire gravement à l'individu par le chemin du nom. Dans certaines initiations, initiations à Mystères de l'Antiquité ou Compagnonnage par exemple, il est d'usage de donner à l'impétrant qui a franchi les épreuves, un nom d'initié qui marque le début de sa nouvelle vie. Ce nom choisi par ses pairs peut témoigner des qualités propres de l'individu ou être en lien avec l'idéal dont il a fait sa quête. Mais toujours est-il qu'en vivant sous ce nom d'initié, en étant nommé ainsi par ceux qui l'entourent, il ravive son engagement et s'imprègne irrémédiablement de son nouvel état d'être. Son nom d'initié est un outil, un guide, une force. En suivant la symbolique tracée dans chacune des lettres de son nom, il élargit sa perception du réel et il accède à cette connaissance que le nom, si important soit-il, a sa limite. Il est et reste une affaire d'Homme. Plus l'initié avance, plus il comprend que la réalité supérieure qui l'anime et à laquelle il ouvre son cœur ne peut tenir toute entière dans un nom, elle déborderait de partout. Aucun mot ne peut en rendre compte. Il comprend que le divin ne peut être nommé. Oui, le nom c'est l'affaire de l'homme et, particulièrement, de l'Homme en construction.

Zorro croit-il en Dieu ?

Dans une approche un peu rapide, on pourrait dire que Zorro, au travers de Diego de la Vega, est un *catholique bien-pensant*, comme la très grande majorité des notables de la Californie du XIXe siècle. Mais sans doute faut-il pousser notre réflexion plus avant.

La Californie catholique

Depuis l'arrivée des Espagnols au XVIe siècle et au gré de la colonisation qui sera effective après deux siècles, le catholicisme devient religion d'état. Car les colons arrivent avec leurs convictions et leurs pratiques religieuses qu'ils veulent imposer aux habitants de cette terre conquise. Les toutes premières missions sont créées au Mexique par les Jésuites et les Dominicains pour favoriser la colonisation et évangéliser les Indiens. Mais très vite, au cours du XVIIe siècle, la corruption et l'injustice s'installent parmi des colons qui abusent de leur pouvoir sans limite et les mœurs se relâchent jusque dans certains milieux religieux. L'église militante, représentée par les premiers arrivants, cède le pas à un clergé qui semble s'intéresser plus aux richesses du pays qu'au destin des hommes et aux questions spirituelles.

C'est à la fin du XVIIIe siècle, donc quelques décennies avant le temps de l'action de Zorro, que sont fondées les missions de Californie. Les Franciscains espagnols (sous l'impulsion de Junipero Serra) et quelques Jésuites, implantent sur la bande côtière, une vingtaine de missions disposées en chaîne le long d'El *Camino Real*, la « voie royale », qui permet aux pères missionnaires de voyager de l'une à l'autre. Ces missions sont destinées avant tout à rendre les Indiens autonomes en les familiarisant à l'agriculture et à l'élevage et en les protégeant contre les abus des colons. Ces peuples, qui ont toujours été nomades, doivent acquérir les techniques nécessaires à leur sédentarisation et à leur autonomie. Les missions sont aussi destinées à évangéliser les Indiens et, progressivement, des paroisses sont ainsi créées autour des monastères, mais les pères missionnaires ont avant tout le désir d'aider et de respecter ces hommes qui ne montrent, malgré la situation, que bien peu de signes d'hostilité. La règle de pauvreté de l'ordre franciscain, la simplicité de ces religieux et leur soif de réinstaurer le Christianisme dans toute sa pureté, contrastent fortement avec l'esprit des *conquistadores*, motivés surtout par l'appât du gain et qui voient dans les Indiens une potentielle main-d'œuvre corvéable à merci. De vives tensions apparaissent fréquemment entre les pères missionnaires et les représentants locaux de l'état. Ainsi les Franciscains ne sont, pour la plupart, pas des évangélisateurs sans scrupules et, même si leur mission est d'imprégner les populations locales de la civilisation occidentale et de leur faire épouser la foi en Christ, ils le font en cherchant à adoucir quelque peu le quotidien des Indiens trop souvent opprimés. Cette réalité historique est particulièrement bien rendue dans le Zorro des studios Disney et notamment dans les premiers épisodes de la saison 1.

Si vous voyagez un jour au pays de Zorro, vous pourrez visiter la mission San Luis Rey, dans la ville actuelle d'Oceanside, où furent tournés quelques-uns des exploits de notre justicier masqué. Vous reconnaitrez la large façade immaculée de l'église, toute blanchie de chaux, sans fioriture ni décors, hormis trois alcôves accueillant des statuettes et deux colonnes encadrant la porte d'entrée.

Et votre regard ne manquera pas de s'attarder sur la tour trapue à étages qui lui est accolée et pointe vers le ciel sa petite coupole ronde rehaussée d'une croix. Au deuxième étage de la tour est accrochée une belle et lourde cloche qui sera d'un grand secours pour Zorro dans deux de ses aventures

Evocations religieuses autour des De La Vega

Commençons par le père, Alejandro de la Vega. Son appartenance catholique ne fait pas de doute. Comment pourrait-il en être autrement pour un notable californien de l'époque. De cette religion il respecte les préceptes, et il en apprécie les valeurs morales. C'est un homme honnête et loyal et qui aime son prochain. De plus, Alejandro est très attaché au mariage et rêve de mener Diego à l'église en belles noces. On imagine volontiers Don Alejandro fréquentant les offices, même si cela n'est jamais montré à l'écran. Par contre il n'est certainement pas un dévot. D'ailleurs, vous aurez remarqué qu'aucun décor religieux n'est visible dans l'hacienda, même pas une croix au mur dans les différentes chambres.

Dans ce contexte, il est bien évident que le jeune Diego a reçu une parfaite éducation catholique et ses études en Espagne au sein de l'aristocratie très pieuse n'ont pu que renforcer cette appartenance. Peut-être même a-t-il été enfant de cœur ? Il semble plein de respect pour l'église et ses représentants. D'ailleurs, dès son arrivée à Los Angeles, il rend visite au *padre Felipe* qui dirige le monastère San Gabriel. Ce religieux est un franciscain, vêtu de son habit gris clair, à l'instar de son prédécesseur Junipero Sera, et le monastère est une mission californienne typique. Les Indiens y vivent en belle harmonie avec le père missionnaire qui les respecte, leur donne nourriture et travail et les défend contre les violences du commandant Monasterio. Au monastère, on cultive l'orange et la figue.

On y produit aussi un peu de vin. Le *padre Felipe* est un homme plein de foi et de joie. Il est courageux et convaincu de la suprématie de la loi du sanctuaire sur les lois ordinaires, et de ce fait il n'hésite pas à tenir tête au commandant Monastério. Il est fondamentalement généreux et, non seulement il aide les plus démunis, en l'occurrence les Indiens, mais donne asile à ceux qui sont pourchassés à tort, comme Don Torres, accusé, pour des raisons partisanes et injustes, de trahison d'état. Padre Felipe est, qualité encore plus exceptionnelle, capable du sincère pardon que prône sa religion. C'est un repris de justice qu'il a engagé comme cuisinier. Ce Carlos a été condamné pour vol, mais il a volé parce qu'il avait faim. Et quand, plus tard, il récidive, par pure convoitise cette fois-ci, en dérobant au prêtre le calice en or massif que celui-ci a rapporté d'Espagne en vue d'une procession, le saint homme lui pardonne encore. Il ne veut pas croire que Carlos puisse être foncièrement méchant. Padre Felipe laisse la porte de son cœur ouverte. Par cette attitude généreuse et avec l'aide de Zorro, il va ramener sa brebis égarée sur le chemin de la conscience et Carlos se repentira. Au travers de ces différentes scènes, on comprend que Diego aime le Franciscain non pas en tant que représentant de l'église mais parce que c'est un homme véritablement juste et bon et qu'ils partagent les mêmes valeurs, celles que Zorro glorifie par son action.

Au-delà du dogme et des traditions

Zorro ne se découvre pas dans l'église à l'inverse de Don Diego. Il ne glisse pas un peso dans le tronc à l'entrée et ne s'incline pas devant l'autel. Le rituel catholique n'est pas l'affaire de Zorro mais si notre héros est présent dans l'église c'est pour en défendre les plus belles valeurs, celles de la générosité, du courage et de la justice. Et quand il est poursuivi par les soldats, c'est par le haut, par l'ascension de la tour, en un message symbolique fort, qu'il échappe à ses adversaires. À plusieurs reprises, le justicier doit venir en aide au padre Felipe. Il vole au secours de celui qui est « tout amour » et que la force bestiale de certains menace. Avec brio et courage, il le tire des griffes de ses ennemis. Et le plus amusant est que le padre, porté par sa foi, semble trouver ces interventions « tombées du ciel » tout à fait naturelles !

Dans le feuilleton de Disney, les rituels religieux des Indiens ne nous sont pas montrés mais la bienveillance de Zorro à l'égard du peuple indigène sous-entend qu'il n'a aucune attitude dogmatique. Respecter et défendre les valeurs de la tradition catholique ne signifie pas rejeter les croyances des Indiens. Pourquoi opposer ce qui relève des mêmes fondements humains ? Et l'on peut même penser, sans forcer le trait, qu'il se trouve dans une certaine communion avec l'approche religieuse de ceux qui vivent dans la simplicité et sont remplis de respect et d'admiration pour la nature. Pour les Indiens, le Grand esprit est partout dans le monde qui les entoure, dans le feu du soleil, l'eau cristalline des sources, l'ombre majestueuse des forêts et le cœur des hommes. Leurs frères animaux sont eux aussi habités par les mêmes forces vives. Ces hommes sages ne prélèvent dans la nature que ce qui leur est nécessaire pour se nourrir, se vêtir et s'abriter. Ils se glissent dans le monde qui les entoure, « à pas d'Indien », pour ne pas le déranger et ne cherchent nullement à le façonner selon leur désir. Leur prière est une contemplation, une plongée celeste qui ressource mais qui ne supplie pas. C'est une communion avec le ciel pour y cueillir les énergies supérieures. N'est-ce pas aussi ce qui se lit dans la sublime image du cavalier noir se cabrant sous le ciel nocturne zébré d'éclairs ? N'est-ce pas là la prière de Zorro ? Ne rend-il pas grâce au ciel et à l'ordre cosmique, à la fin de chaque épisode, lui dont les esprits des ravins, des grottes et des roches sont les complices ?

Zorro n'est pas un bandit sans foi ni loi comme voudraient le faire croire les autorités militaires. Mais sa foi et sa loi ne sont pas celles des hommes ordinaires. Il est dans une vision holistique, au-dessus des pratiques de chacun. Lui, qui connaît le secret du Z, sait qu'il n'y a pas une voie unique pour gravir la montagne. Il ne se porte pas juge des traditions des autres, seule l'intention bienveillante compte. Quant à sa propre foi, il l'inscrit dans un joyeux chemin de croix, une religion à deux dimensions : servir et secourir les hommes comme horizontalité et puiser son énergie dans une force supérieure comme verticalité. Et au cœur de la croix, là où se croisent les deux branches, en ce centre plus affuté que la pointe de son épée, l'Amour comme point ultime. Alors, « Zorro croit-il en DIEU ? » Chacun répondra à la question selon le sens qu'il donne à ces quatre lettres. Nous nous contenterons de dire que, *quand Diego devient Zorro, c'est le divin qui croît en lui.*

Notre propos n'a eu de cesse de cueillir un à un les arguments étayant notre hypothèse : « Zorro est un initié ». Alors si Zorro est véritablement un initié, nous pouvons aborder la question de sa foi par une autre approche, celle des relations entre initiation et religion. Sont-elles compatibles ou doit-on les voir comme définitivement opposées et inconciliables ? Le « sentiment religieux », c'est à dire le questionnement sur ce « quelque chose » qui dépasse l'homme, sur cette loi universelle qui relie toutes les espèces vivantes, sur les Mystères de la Création, est un universel. De tout temps, l'homme s'est inventé des dieux, a construit des temples, imaginé des religions pour ses frères, se reliant ainsi à eux par une croyance commune. Et, de tout temps, des initiés dans une approche plus intérieure ont cherché à pénétrer les Mystères et à rejoindre l'Unité, la Lumière, la Connaissance. C'est d'un même questionnement initial que procèdent les religions et les voies initiatiques, et les voies religieuses exotériques ont bien souvent engendré parallèlement un pendant initiatique ésotérique. Mais, hélas, trop souvent, au sein des religions, par le fait de quelques hommes de clergé plus en recherche de pouvoir que de spiritualité, le message spirituel est passé au second plan, enfoui progressivement sous la poussière grise de la malveillance, de la manipulation et de l'asservissement des hommes. Religion et spiritualité ont un fondement commun que parfois la religion a oublié en chemin. C'est un phénomène plus rare, mais des voies initiatiques véritables ont pu, elles aussi, connaître des dérives, car tout ce qui est le fait de l'humain est potentiellement faillible. Cependant, la force des voies initiatiques est liée à l'utilisation du langage symbolique qui, par l'éventail d'interprétations qu'il offre, rend impossible toute emprise du dogme. Le symbole protège l'homme contre lui-même. C'est ainsi que les voies ésotériques, pourtant intérieures et limitées à une élite, débouchent sur un "infini ouvert" quand, malheureusement trop de religions extérieures enferment les hommes. Mais si la religion reste "accueil en quête de spiritualité", n'entravant pas la liberté de penser de celui qui la vit, alors elle n'est certainement pas un frein à son déploiement initiatique, bien au contraire. Et rien d'étonnant que Zorro ait pour meilleur ami un père franciscain et qu'il fréquente assidument, à la fois le monastère Saint Gabriel et le temple de la nature !

Zorro est-il un Eveillé ?

Le travail intérieur va permettre de rejoindre (ou du moins de s'approcher) d'un état particulier que certains appellent l'Eveil, d'autres la Libération, la Réalisation spirituelle, le Salut, les Noces chimiques ou la Sagesse. Et ceci peut advenir au terme d'un temps éminemment variable, de l'illumination quasi immédiate à un cheminement s'étalant sur plusieurs décennies. Cependant, il faut bien reconnaître qu'il y a beaucoup plus d'initiés que d'éveillés, même si l'on se doit de considérer que l'initié est un Sage en potentiel devenir. Dans bien des cas, la réalisation spirituelle ne sera pas atteinte dans le parcours d'une vie et c'est pourquoi il est de règle de considérer le chemin comme plus important que le but final. Nul ne sait ce qu'il adviendra ni quel degré de conscience pourra être atteint. Se crisper sur un objectif serait sans doute le meilleur moyen d'échouer, de stériliser le travail spirituel, quand l'éveil ne peut surgir que de l'ouverture et de l'abandon de soi-même. D'ailleurs qui peut dire véritablement ce qu'est l'Eveil ? Il est bien délicat et subtil de faire tenir dans une définition, en quelques mots ou périphrases, la dimension de cet état si particulier. Le Sage ne se désigne jamais comme tel et c'est dans le regard des autres qu'il acquiert cette dimension. Voici quelques constantes qui pourraient en esquisser le portrait. L'Eveillé est harmonieux, authentique. Il se connaît lui-même et a mis son égo au repos. Il a dépassé la dualité des choses et voit dans autrui l'expression du divin et l'espace de déploiement possible de l'Amour. Il est simple, il est doux, rien du monde qui l'entoure ne lui est étranger ou indifférent. Et surtout, tout son *état d'être* découlant de cela, il a acquis cette fluidité intérieure qui lui permet de vivre dans la Présence, en tout lieu et à chaque instant, connecté à sa Source profonde. Par une fusion sans confusion, il vit dans l'Unité retrouvée.

Alors Zorro peut-il représenter cela ? Je ne crois pas. Si je dis « *Zorro est un initié* », certains me suivront volontiers. Je l'espère après tant de mots déposés sur la page blanche avec application et conviction ! Mais si je dis « *Zorro est un Sage* » beaucoup douteront et je pense qu'ils auront raison. Zorro « tend vers » cet état. Diego, en se métamorphosant en Zorro, ravive sa volonté de perfectionnement et d'avancement sur son chemin d'initié. Mais il redevient Diego à la fin de chaque action et, même s'il a des moments d'éveil et de lucidité dans sa quête d'Absolu, son état n'est pas stabilisé. À chaque épisode, il faut chercher et creuser encore, et remettre le masque, et reprendre l'épée de Lumière. Quand Diego sera éveillé, il sera Zorro en permanence, ce Zorro qui est le vrai « *je suis* » de Diego. Le passage de Zorro à Diego et inversement n'aura plus de sens. Et ce Zorro sera aussi Tornado, l'arbre de la Pampa et le roc du chemin. Il ne s'agira plus d'épouser, pour un moment donné, un état de conscience supérieur empreint de justice et de vérité, mais d'être devenu la Conscience qui englobe toute chose. Y parviendra-t-il ? Le renard est rusé et son pelage a couleur du feu ! Àlors ...

Un autre élément nous paraît intéressant à évoquer dans cette réflexion sur l'état d'Eveil, c'est la place du « féminin ». Àvez-vous remarqué combien les personnages féminins sont sous-représentés dans le feuilleton de Disney ? Il y a en effet très peu de femmes tout au long des aventures de Zorro et, dans nombre d'épisodes, strictement aucun minois féminin. De plus, lorsqu'elles apparaissent, plus ou moins furtivement, elles jouent généralement un rôle très accessoire dans l'intrigue. En visualisant et en comparant les quelques personnages féminins de la série, j'ai été frappée par le fait que, à une ou deux exceptions près, les actrices choisies correspondent toujours au même profil de femme : type espagnol, joli visage, chevelure brune, mi longue et bouclée, le regard plaisant mais sans caractère trop affirmé. On ne leur demande pas de jouer un personnage brillant d'intelligence, mais plutôt des femmes un peu fragiles et, surtout, leur regard doit s'attendrir, leurs cils s'allonger et leur cœur s'accélérer à la vue du héros, dont elles sont toutes plus ou moins secrètement amoureuses ! Sauf à penser que Disney et les réalisateurs soient d'authentiques machos, option que je ne choisirai pas, cette représentation très particulière et minorée de la gente féminine doit bien avoir un sens. Certains ont prétendu que Zorro était homosexuel, et que donc les femmes tenaient une place accessoire dans son histoire. Pourquoi pas ? Mais cela me paraît un peu pauvre et ses attirances sexuelles n'empêcheraient nullement le héros d'avoir une complice féminine qui soit autre chose qu'une « potiche ». Non, s'il n'y a pas de représentation féminine, c'est pour dire que notre initié en chemin n'a pas encore atteint sa pleine réalisation, en ce sens qu'il n'a pas encore intégré sa part féminine.

Voilà bien une étrange formule « Intégrer sa part féminine » ! On peut l'entendre sur un plan psychologique en glissant nos pas dans ceux de Jung. Chaque être est composé d'une part masculine (animus), support de la rationalité, l'intellectualité, l'action conquérante, active, extérieure, et d'une part féminine (anima), dont relèvent les valeurs de charité, d'indulgence, d'accueil, d'intuition et d'intériorité. Reconnaître ces deux versants de son être, et les accepter au-delà des codes culturels, c'est faire exister toutes ses potentialités et c'est donc vivre plus harmonieusement. C'est être capable de rencontrer l'autre non pour combler un manque (de féminin ou de masculin) mais pour ce qu'il est, tout simplement. Il est possible de faire de cette notion « d'intégration de sa part féminine » une lecture spirituelle et l'entendre comme un *retour à un état de plénitude* qui est celui de l'androgyne primordial. Dans nombre de traditions, l'homme primordial intègre cette double polarité masculine et féminine. Il est représenté soit comme une dyade, c'est-à-dire un couple de personnages reliés et complémentaires, ou comme une entité bisexuée. Dans la bible hébraïque, livre fondateur pour des Catholiques tels les « De La Vega », c'est l'Adam primordial, qui représente cet homme cosmique, émanation divine, associant les deux pôles, féminin et masculin, de l'être. Il sera, après la « chute », symboliquement, partagé en homme et femme, ce qui signifie que l'Homme « avec un grand h », (donc qu'il soit homme ou femme), est séparé du féminin de son être, qui représente son intériorité. La « chute » symbolise la sortie du Jardin d'Eden, l'Homme en exil de sa part divine, et donc cet état de l'humain devenu incapable de se relier à sa Source vitale intérieure. N'est-ce pas là le propre de la condition humaine ? L'Ancien Testament et le Nouveau Testament, comme les textes sacrés de bien des voies spirituelles, disent à l'Homme qu'il doit retrouver sa plénitude. Sa réalisation humaine est de restaurer sa double polarité au plus profond de lui. C'est ainsi qu'il peut « s'accomplir ». Tel est fondamentalement le travail de l'initié, et tel est bien l'objectif du héros dans les contes, les mythes ou les romans de chevalerie. La « Belle à sauver » est l'image choisie pour cette part féminine manquante à restaurer. Alors, souvent après un long périple, le héros retrouve la « Dame », la reconnaît malgré tous les pièges, s'en attire les grâces et le récit s'achève immanquablement sur un mariage royal. Ces noces ne sont pas simplement la rencontre joyeuse de deux individus faits l'un pour l'autre mais elles sont le symbole de l'Union Sacrée qui marque de son sceau la rénovation de l'état originel. Le féminin de l'être a rejoint le masculin. Le Un est retrouvé !

La musique et le générique

Si le personnage de Zorro est inoubliable, le générique du feuilleton est lui aussi resté profondément ancré dans les mémoires, comme un Z gravé qui ne s'efface pas. Dans la petite enquête préliminaire réalisée lors de la préparation de ce livre, toutes les personnes interrogées ont été en mesure de me donner un élément du générique. Je n'ai eu aucun mal (hormis pour les plus timides) à leur faire chanter quelques notes, réciter quelques mots ou décrire certaines images du générique, alors même qu'elles ne l'avaient pas revu depuis des années.

La musique

C'est à Georges Bruns que l'on doit la musique du générique tandis que Norman Foster en a écrit les paroles. Ce compositeur américain a énormément travaillé pour les studios Disney, composant des musiques aussi bien pour les séries, les films d'animation ou les parcs d'attraction. Il a ainsi été à l'origine de la musique de « La Belle au bois dormant », réalisant une formidable adaptation des ballets de Tchaïkovski, mais aussi de celles des films « Davy Crockett », « Les 101 dalmatiens », « Le livre de la jungle » (qui a oublié la chanson de Baloo ?) ou encore de l'ambiance musicale de l'attraction « Pirates des Caraïbes », pour n'en citer que quelques unes.

Georges Bruns était un passionné de jazz, ardent joueur de tuba et de trombone, et des accents propres à ce style musical se retrouvent dans la musique de Zorro. L'utilisation massive des cuivres et des percussions contribue à mettre en avant l'action, essentielle dans ce film de cape et d'épée, et, les ruptures de rythme qui sont coutumières dans le jazz, aident à capter sans relâche, l'attention du spectateur. Disney a toujours accordé une place considérable à la musique dans toutes ses réalisations. La mélodie et le rythme sont un soutien indispensable à l'image, une dimension ajoutée, qui a le pouvoir d'interférer avec l'inconscient. Deux types de musique se côtoient dans le feuilleton qui nous intéresse, la musique de fond, celle qui accompagne le déroulé de l'histoire, et la musique du générique. Toutes deux ont une mission bien différente. La première, que l'on pourrait qualifier de musique d'ambiance, a pour tâche d'envelopper le spectateur, de le maintenir dans le charme de l'histoire et d'orienter ses émotions. Elle peut l'incliner à la mélancolie ou l'emporter dans la joie, elle peut susciter la peur ou intensifier le suspense de l'intrigue. Elle est une ensorceleuse qui retient l'auditeur en tissant autour de lui sa toile de notes et de vibrations. Et puis, cette musique de fond, qui, à l'instar du personnage principal, ne manque pas de ruse, use d'un autre moyen pour retenir l'attention. Par une ligne mélodique associée à chaque personnage, et qui surgit dès que celui-ci entre en scène, elle double l'information. L'image et le son se conjuguent pour donner plus de force à la présence du personnage. C'est ainsi que, quand le sergent Garcia entre en scène, il est accompagné d'une musique lente, répétitive, comme essoufflée, peu harmonieuse, bref une musique un peu « pataude », alors qu'à l'arrivée de Diego, on nous glisse une mélodie élégante et raffinée, avec des accents romantiques, et qui progresse vers les aigus en un élan d'espérance. Pour Bernardo, c'est une mélodie légère, ludique, un air de flûte guilleret comme un chant d'oiseau, tandis que quand Zorro surgit, jaillit un éclat de sons, de cuivres, de timbales, une énergie virevoltante, une bourrasque de notes associée aux cliquetis d'épée, au galop du cheval ou au triple sifflement du fleuret fendant l'air pour tracer le Z. Chaque fraction musicale, associée à chaque personnage, est comme une ombre portée qui donne à leur silhouette une dimension augmentée.

Pour ce qui est de la musique du générique, son rôle est bien différent mais cependant tout aussi important. Elle doit, en quelques traits, tracer le portrait sans faille du héros, nous le rendre admirable et faire entendre sa raison d'être. Ce n'est pas rien ! Georges Bruns a choisi pour cela une version chantée, narrative, incarnée par des voix viriles et soutenue par une mélodie à la fois tonique et vive afin de dégager l'importance de l'action. En même temps, la chanson est suffisamment simple pour pouvoir coloniser sans peine la mémoire de l'auditeur. Zorro entre et sort comme il veut, par la fenêtre, le balcon ou le toit, mais quand il entre dans nos têtes, c'est pour ne plus en sortir ! C'est du moins la mission que lui a confié Disney et qui fut rendue possible par le talent de Georges Bruns.

Mais la musique de Zorro a-t-elle quelque chose à nous dire sur le plan initiatique ? Dans toutes les formes d'initiation et de quête spirituelle, les sons, les vibrations, les rythmes et la musique d'une manière plus générale ont un rôle essentiel à jouer. Et l'Homme de tous les temps l'a bien compris, l'a bien senti et a donné vie à cette alliance de la musique et du spirituel. Des tambours du chamane à la lyre d'Orphée, des cors tibétains, longs comme des horizons, aux vibrants maillets des Francs-maçons, des incantations rituelles aux chants sacrés de la prêtresse de Delphes, la musique, toujours, s'est faite l'amante du divin et la complice de l'éveil des hommes. En pénétrant dans les profondeurs de l'être, elle rejoint l'invisible et ravive le surconscient. Elle féconde le chemin d'intériorité et porte l'arbre de la Connaissance à fruit. Mais, il me faut bien l'admettre, la musique de Zorro n'a rien d'une musique sacrée. Nous pourrions l'écouter en boucle, des jours durant, en position de Yoga, il est peu probable qu'elle nous conduise à une union avec l'Univers ou à une expérience de transcendance. Cependant, cette musique, par ses qualités propres, nous délivre trois messages précieux sur l'initiation. Trois messages que je résumerai en trois mots : action, enthousiasme, rituel. Incontestablement, cette musique situe notre initié, Diégo/Zorro, dans l'action. Elle souligne ce que nous avons dit déjà. Le personnage est dans le « faire », bien faire, faire juste, faire et refaire, mais « faire ». Zorro a choisi la voie concrète. Son perfectionnement est destiné à servir les hommes dans la quotidienneté du temps. Il n'est pas le porteur d'idées, le méditant, le passeur, ou le poète qu'accompagnerait une mélopée éthérée ou une vibration monotonique. Il est l'homme de la symphonie, pour que la mise à l'ordre de tous les instruments face taire le « tohu bohu » du monde ordinaire. La contemplation, la prière, la pensée positive et la gratitude sont des voies tout aussi nobles pour diffuser sur le monde les fruits de sa spiritualité, mais Zorro est un actif, un « hyperactif » même ! Le deuxième message important que nous délivre cette musique dans sa singularité est celui de l'élan, de la joie, de l'enthousiasme. Fort de ses valeurs et de la justesse de sa cause, et parce qu'il a en son for intérieur maîtrisé ses doutes et ses peurs, notre justicier s'élance comme un seul homme sur le chemin de ses missions. Il est armé de cette sérénité joyeuse, commune à tous les initiés véritables, qui donne des ailes et repousse, comme autant de fétus de paille, les obstacles sur la route. Son visage est lumineux, un sourire non ostentatoire ourle ses lèvres, il se dégage de lui un état d'être qui en dit bien plus long que les mots. Cette joie simple, pleine de vie et d'élan, est sans nul doute ce qui nous donne envie de le suivre. Enfin le troisième et dernier message que nous offre cette musique, c'est l'importance de la fonction rituelle. Si Diego est un initié sur le chemin avec pour maître intérieur Zorro, et si nous sommes appelés à lui emboîter le pas, c'est à un travail patient qu'il nous faut nous livrer. La musique, comme le ferait un rituel, ravive très vite l'image de notre idéal, et nous met en condition de rejoindre ce lieu protégé où nous pourrons faire et refaire nos gammes initiatiques avant que de pouvoir, un jour, les affronter à la réalité du quotidien. À chaque épisode, l'écoute du générique favorise l'entrée dans le temple des initiés. A peine les premières notes parviennent à nos oreilles que, déjà, s'opère notre plongée en Zorro ... et en nous !

Le générique : lecture ordinaire.

Les paroles de la chanson du générique sont faites de mots simples et précis. Ils disent, au premier degré, qui est le héros, quelles sont ses qualités et sa raison d'être. Ils collent étroitement aux images qui défilent parallèlement.

« *Un cavalier qui surgit hors de la nuit /court vers l'aventure au galop* ». Pendant toute la première partie de la phrase, on voit un paysage nocturne où le ciel domine. Un éclair d'orage transperce ce ciel en y traçant un Z. Puis, sur la deuxième moitié de la phrase, le cavalier surgit, tout de noir vêtu et nous salue tandis que son cheval, noir lui aussi, se cabre et hennit. Nous savons donc, en une poignée de secondes, qu'il s'agit d'un cavalier noir, qu'il intervient la nuit, qu'il est fort et vif comme l'éclair et qu'il ne manque pas de panache.

« *Son nom il le signe à la pointe de l'épée/ d'un Z qui veut dire Zorro* ». Là, Zorro apparaît en gros plan, en plein combat à l'épée ce qui nous permet de comprendre très vite qu'il est un escrimeur hors pair. On découvre qu'il porte un masque et en même temps, nous sont révélés son nom et son signe : Zorro et le Z de Zorro. Et ce n'est pas n'importe où que le premier Z est tracé, puisqu'il apparaît sur le ventre rebondi d'un personnage essentiel : le sergent Garcia. Les rôles sont posés.

« *Zorro, Zorro, renard rusé qui fait sa loi* ». Cette phrase se décline sur un gros plan d'une cavalcade dans laquelle Zorro, fier cavalier, est poursuivi par une horde de soldats mais maîtrise parfaitement la situation. Et parallèlement, le mot « renard rusé », sens du nom Zorro en espagnol, est introduit. Non seulement le héros est fort mais il est malin ! Et en conséquence, il fait « sa » loi et apparaît comme un rebelle, un insoumis.

« *Zorro, Zorro, vainqueur tu l'es à chaque fois.* » On retrouve Zorro en duel, d'abord sous forme d'ombres portées sur un mur, puis en « réel », un sourire éclairant son visage ce qui laisse présager de l'issue favorable du combat et cadre avec « vainqueur, tu l'es à chaque fois ». La phrase et le combat se terminent simultanément sur l'image et le son fascinant de l'épée qui déchire, par le signe Z, l'affiche où le héros est déclaré « hors la loi ».

« *Zorro, Zorro, Zorro, Zorro, Zorro, Zorro, Zorro, Zorro, Zorro, Zorro* ! » Voici à nouveau le cavalier glorieux du début qui nous salue, se retourne vivement et s'éteint dans la nuit, tandis que son nom, comme un écho, est répété à dix reprises. Ce nom, martelé, s'imprime en nous. On comprend que Zorro est partout, invisible, mais capable, en cas de nécessité, de ressurgir à chaque instant.

Ainsi tout est clair, par le jeu croisé des paroles et des images, nous comprenons, dans le simple temps du générique, que nous avons à faire à un brillant cavalier noir, masqué, portant le nom de Zorro, qui intervient la nuit, chaque fois que nécessaire, pour faire justice, selon des valeurs qui sont les siennes. Opposé au pouvoir en place représenté par les soldats, il sort constamment vainqueur, grâce à ses talents d'escrimeurs et à la ruse. Il signe ses exploits en traçant le Z de son nom, sur tout support accessible à la pointe de son épée.

Une autre lecture du générique.

Le premier niveau de lecture que nous venons de faire, c'est le premier barreau d'une échelle qui en comporte d'autres. Il donne un certain niveau de compréhension et correspond à la conscience ordinaire, commune à tous les individus. Après tout, il peut être suffisant et permettre de cueillir les fruits portés par les branches basses de l'arbre. Si cela nous suffit, c'est parfait. Dégustons-les et goûtons notre plaisir. Pourquoi s'aventurer plus haut ? Mais le cherchant, celui qui est quête, en chemin d'initiation, ne peut en rester là. Il voit clairement qu'il y a d'autres barreaux sur l'échelle dressée et il sent l'envie irrépressible de les gravir, de les explorer, l'un après l'autre. Alors derrière les mots des textes, celui qui nous concerne ici mais cela est vrai pour bien d'autres écrits, poétiques, philosophiques ou sacrés, il comprend que l'on peut dégager de nouveaux sens. Chaque barreau de l'échelle correspond à un degré de lecture qui ouvre sur un plan de conscience différent. Les barreaux ne s'opposent pas les uns aux autres, pas plus que les lectures qui toutes sont utiles et complémentaires. Aucune ne peut être considérée comme vérité absolue et définitive. Elles s'enchaînent et s'enrichissent mutuellement. Que serait une échelle avec un seul barreau, fût-il placé au plus près du ciel ? Alors au terme de ce travail d'approche de l'initiation, au travers du personnage de Zorro, voici une proposition de lecture du texte du générique, sur un plan que je qualifierai d'initiatique. À chacun de l'enrichir de ses propres perceptions, de ses propres interprétations.

Le « *Cavalier qui surgit hors de la nuit* » et « *court*

vers l'aventure au galop », c'est effectivement cet homme à cheval se présentant sur un ciel nocturne mais c'est aussi « l'initié en devenir » qui sort des ténèbres. Le cavalier, harmonieux équilibre entre la dimension de l'esprit et les forces animales, figure cet initié et la nuit représente les ténèbres du monde ordinaire, l'aveuglement du profane qui prend pour réel ce qui n'est qu'illusion. Il ne voit pas bien. Le ciel est obscur mais aussi orageux, tumultueux, car cet aveuglement est source de souffrance. Puis surgit l'éclair qui est le symbole d'un possible jaillissement de lumière, d'une espérance. Et cet éclair trace un Z, la lettre qui marque l'entrée dans le nom : c'est en Zorro que la lumière est à chercher, par un cheminement intérieur. Et l'initié plein de fougue et d'entrain, s'élance « au galop » sur ce chemin.

« *Son nom il le signe à la pointe de l'épée / d'un Z qui veut dire Zorro* ». Si Zorro signe tous ses exploits de son nom, ce n'est certes pas pour se glorifier, ce qui témoignerait d'une attitude égotique, empreinte de vanité et d'orgueil. Il s'agit, comme nous l'avons proposé antérieurement, de faire vivre son nom d'initié et les valeurs qui lui sont accolées. La répétition du nom ravive sans cesse la volonté d'être dans les nobles valeurs, et recentre sur la présence en soi-même. De même, dans de nombreuses traditions, répéter le nom de Dieu permet de s'offrir à sa présence, de se faire accueil et se rapprocher ainsi d'une réalité supérieure. Le Z qui est tracé au ventre du sergent Garcia est bien plus qu'une simple intimidation visant à montrer que Zorro est plus fort. C'est une marque déposée, une scarification incrustée au centre de l'être, pour l'imprégner des valeurs de l'initié et l'ader, par l'exemple et non par la contrainte, à évoluer lui aussi.

« *Zorro, Zorro, renard rusé qui fait sa loi* ». Pourquoi « le renard » si ce n'est pour dire que la force n'est pas le seul outil de l'initié et qu'à l'opposition frontale, il vaut souvent mieux substituer un troisième terme. C'est la toute puissance du nombre « trois », si précieux, qui permet de dépasser la dualité et la violence qu'elle induit trop souvent. De cette façon, Zorro peut « faire sa loi ». Mais qu'entendons-nous dans « sa » loi ? Une loi qui lui serait personnelle ? Oui, mais elle n'a de sens et de légitimité que parce qu'elle relève d'une loi supérieure, la loi divine, celle du cœur et de l'amour. Elle n'est pas le fait d'un arbitraire mais de hautes valeurs éthiques. Et cette loi est bien plus puissante que celle des hommes, c'est pourquoi ses poursuivants ne rattraperont jamais Zorro qui semble s'envoler sur son cheval dans une course gagnée d'avance.

« Zorro, Zorro, vainqueur tu l'es à chaque fois ». Ceci n'est possible que parce que nous sommes dans une autre dimension du réel. Même le plus preux chevalier, même le plus combatif des guerriers finit toujours par rencontrer celui qui le vaincra. Ces forces là ne sont qu'illusions comme les ombres sur le mur. Mais les forces de l'invisible, la puissance de la Vie et de l'Amour seront toujours plus fortes que tout et c'est ce qui allume un sourire au visage de Zorro.

« *Zorro, Zorro, Zorro, Zorro, Zorro, Zorro, Zorro, Zorro, Zorro, Zorro* ! » Dix fois le nom de Zorro est répété. Dix fois pour dire la fin d'un cycle. Ce nombre « dix » est le symbole d'une totalité, d'un achèvement, de l'Unité retrouvée et donc, pour l'initié, il marque cette union totale à la force vive qui est en lui. Alors le cavalier peut se dresser en un dernier élan vers le ciel et se fondre en lui, car, symboliquement, le ciel et le centre sont le même lieu.

Enfin, et pour conclure cette analyse du texte et des images du générique dans une lecture initiatique, un point essentiel doit être souligné. En effet, si l'on compare les différentes versions accessibles sur internet, on se rend compte que, lors des rediffusions du feuilleton, le générique a été raboté. Fut-il raccourci pour gagner quelques précieuses secondes de télévision dont le coût est loin d'être négligeable? Sans doute, mais peut-être aussi parce que ceux qui ont fait ce choix étaient dans une lecture au premier degré et n'ont pas saisi l'importance des toutes premières images du générique. Ces images sont pourtant celles qui dégagent le message le plus puissant d'un point de vue initiatique. Peu de mots les accompagnent : juste « *Walt Disney présente : Zorro* », et le mot Zorro s'affiche en lettres blanches sur une paroi rocheuse, plongée dans la nuit. Puis l'ombre noire d'un renard aux yeux blancs se superpose à l'image pendant un temps très court, une ou deux secondes, et se transforme presqu'aussitôt en Zorro vu de face, épée en main et cachant son visage avec son bras gauche recouvert de sa cape. Rapidement, il écarte son bras, dévoilant son visage, masqué mais souriant et, toujours de face, il trace de la pointe de l'épée un Z qui semble déchirer l'écran et s'inscrit entre lui et nous. Enfin, il fait tourner le Z de la pointe de son épée, le transforme en tourbillon de lumière et celui-ci devient éblouissante boule de feu qui rejoint le ciel d'orage et va se fondre dans l'éclair dont nous avons parlé antérieurement. Dans le tourbillon de lumière, on peut apercevoir l'ébauche d'un svastika. Tout ceci est accompagné d'une musique « en escalier », une montée de la gamme en six notes, bien détachées les unes des autres, et qui est répétée par deux fois, jusqu'à ce que l'on « arrive au ciel ». En une poignée de secondes, toute la dimension initiatique du personnage et de son « aventure » sont données à voir et à entendre : l'obscurité et l'ombre sur le mur comme symbole d'illusion, le jaillissement du renard dont les yeux peuvent voir dans la nuit pour dépasser l'illusion, la métamorphose possible par le glissement d'image du renard à Zorro et la naissance de la lumière à la pointe de l'épée, la dimension ascensionnelle par la musique. Mais c'est surtout ce face à face avec Zorro et le Z tracé entre lui et nous qui dégagent le message fort d'une invitation au voyage. Zorro nous pointe de son épée de Lumière et c'est en nous, en notre centre qu'il fait jaillir la boule de feu spirituel. Le svastika, constitué d'une croix à branches coudées, qui apparaît furtivement, est un symbole bénéfique, très ancien et universel, représentant, selon les traditions, la révolution du soleil et les forces cosmiques, le tourbillon de la Création, ou encore l'éternité. Sa présence ici annonce un processus de création, une renaissance à la Lumière se vivant dans les profondeurs de l'être. Zorro, non seulement nous parle de justice et l'incarne, mais, bien au-delà, est un passeur de lumière et nous invite à chevaucher avec lui en chemin d'initiation.

Epilogue

Au moment où je m'attèle à la rédaction de cette toute dernière partie, mon petit ordinateur m'affiche : « 39 748 mots ». Etait-ce bien nécessaire ? Toute cette écriture pour dire que Zorro n'est pas qu'un simple justicier, plein de panache et de talent. Tant d'énergie pour tenter de réhabiliter l'initié qui se dessine en filigrane sous le masque. Y suis-je parvenue ? Et d'ailleurs ai-je la moindre preuve de ce que j'avance ? Certes, non ! Et même si les indices et les images symboliques semés tout au long du feuilleton me semblent trop nombreux pour être le fruit d'un pur hasard, rien ne me permet d'affirmer que l'auteur, Johnston Mc Culley, les réalisateurs des studios Disney, ou Walt Disney lui-même, aient voulu revêtir Zorro de la cape de l'initié. Mais cela ne me semble pas le plus important. Intention ou pas, le résultat est là et le personnage, tel qu'il nous apparaît, dégage quelque chose d'un autre ordre qu'une simple justesse morale. Et vous m'accorderez que Zorro s'est prêté au jeu de bonne grâce. Sourire aux lèvres, il nous a offert une belle chevauchée initiatique, faisant jaillir dans sa trace un nuage délicieux de poussière et de symboles mêlés. Les familiers du genre en auront recueilli quelques uns qu'ils s'empresseront d'enrichir de leur propre pensée. Quant aux autres lecteurs, la plupart sans doute, continueront d'aimer le Zorro de leur enfance, dans un élan spontané, pour sa beauté et ses prouesses, sans se poser tant de questions « métaphysiques ». Et c'est très bien ainsi. Ils laisseront Zorro courir à son gré, sous leurs yeux et dans leur tête, et en seront heureux, tout simplement. Mais, je me plais à penser que quelques uns d'entre eux auront eu le bonheur de sentir la fine pointe de l'épée se poser en leur centre et y allumer une petite étincelle. Peut-être, Zorro, le héros sympathique et familier, dont ils ne se méfiaient pas, les aura-t-ils conduits à un questionnement nouveau sur *le* « spirituel » ou « l'initiatique ». Ces sujets, que notre société se fait pourtant un devoir de tenir à l'écart des médias et du grand public, sont des fondamentaux pour l'homme, susceptibles d'offrir une voie d'épanouissement et d'harmonisation, dont les effets seraient particulièrement précieux dans cette époque de désenchantement et de désorientation. C'est cela qu'il est possible de dire, cette richesse et cette beauté du chemin. Car le reste, le contenu du Mystère, la nature fondamentale de la Vie, la mesure de notre abîme intérieur, c'est de l'ordre de l'indicible. Pour tenter de rendre compte de cette réalité supérieure, les poètes, les religieux, les inspirés, les initiés, des auteurs célèbres et autant d'anonymes, ont alignés tant de mots qu'ont pourrait, en les juxtaposant, faire le tour de la terre dix fois. Ils ont tenté au mieux de transmettre leur perception, leur expérience et pourtant sont-ils parvenus tout au plus à suggérer en nous le parfum du divin, quelques effluves de ce qui demeure à jamais inaccessible. Alors pourquoi cet incessant tissage de mots et de phrases, sans repos et sans fin ? Sans doute parce que c'est « chercher » qui importe, fouiller, creuser, marcher, avancer, malaxer cette argile dont nous sommes faits pour qu'elle ne se dessèche pas, chevaucher sans cesse vers de nouvelles aventures intérieures et de nouvelles rencontres. La magie est là et le livre n'est jamais fini, car il y aura encore, pour le parfaire, la rencontre avec le lecteur. La main qui s'approche, caresse la couverture, le soupèse, retourne l'ouvrage, en fait danser les pages, les yeux qui le parcourent, le butinent ou le scrutent, repartent en arrière, se ferment et reprennent le cours de la lecture, et puis l'esprit humain, enivré par l'odeur du papier, qui s'enlace à l'écriture et vient achever la construction du livre. L'achever, pour un temps du moins, jusqu'au prochain lecteur.

Tout est toujours à faire...au plus profond du cœur.

REFERENCES BIBLIOGRAPHIQUES

Martin Winckler : Le rire de Zorro. Mars 2005.Collection Archétypes. Editions Bayard

Isabel Allende : Zorro. Juin 2005. Editions Grasset.

Irène Mainguy : Les initiations et l'initiation maçonnique. Mars 2011. Editions Jean-Cyril Godefroy.

Annick de Souzenelle, Pierre-Yves Albrecht : L'initiation, ouvrir les portes de notre cité intérieure. Mars 2012. Les éditions du relié.

Sylvie Monpoint : La peau dévoilée, la dimension spirituelle de la peau.. Editions Josette Lyon, octobre 2017.

Oswald Wirth : Les Mystères de l'Art Royal. Septembre 2012. Editions Dervy.

Ami Ronnberg : Le livre des symboles. 2011. Editions Taschen gmbh.

René cintré : Bestiaire médiéval des animaux familiers. Octobre 2012. Editions Ouest -France.

Aigle Bleu : Les animaux totem dans la tradition amérindienne. Janvier 2016. Editions Dauphin Blanc.

Patrick Cauvin : Dictionnaire amoureux des héros. Décembre 2004. Editions Plon.

Fulcanelli : Le Mystère des Cathédrales. Mai 2015. Editions Albin Michel.

Roland Théus : L'initiation d'un maître d'œuvre selon Villard de Honnecourt. Octobre 2012. Editions MdV.

Mircea Eliade : Le sacré et le profane. Octobre 2004.Editions folio essais.

Marc-Alain Ouaknin : Mystères de l'alphabet. Janvier 2012. Editions Assouline.

Josy Eisenberg, Adin Steinsaltz : L'alphabet sacré. Octobre 2012. Editions Fayard.

Béatrice Fraenkel : La signature : genèse d'un signe. Avril 2012. Editions Gallimard.

Jacques Fedry : Le nom, c'est l'homme. Revue « L'Homme ». 2009, N°191. Editions EHESS.

Agnès Hérique : Les missions californiennes. Une page de l'histoire de l'Eglise Catholique aux Etats-Unis. Revue des sciences Religieuses. 1992, vol 66, N°1, pp 133-161.

Jean Emile Bianchi : la spiritualité rassemble ceux que les religions séparent. Points de Vue initiatiques, N° 146, p 89, décembre 2007.

Sites internet :

Zorro de Walt Disney. Vivi8.free.fr/Zorro/index.php

Zorro. Le monde des Avengers.fr

Chroniques Disney.fr /serie-01-LI/zorro

Annexes

Annexe 1

Nous avons souhaité rendre hommage aux principaux acteurs de la série produite par les studios Disney en citant leurs noms à la fin de cet ouvrage.

Guy Williams = Don Diego/Zorro

Henry Calvin = Sergent Garcia

Gene Sheldon = Bernardo

Don Diamond = Caporal Reyes

Georges J. Lewis = Don Alexandro De La Vega

Britt Lomond = Commandant Monasterio

Vinton Hayworth = Juge Galindo

Jolene Brand = Anna Maria Verdugo

Principaux réalisateurs : Norman Foster, Robert Stevenson, William Witney

Annexe 2 : liste des épisodes du feuilleton Zorro

Saison 1

1. Nous vous présentons le señor Zorro
2. Passage secret
3. Zorro se rend à la mission
4. Le fantôme de la mission
5. L'idylle de Zorro
6. Zorro sauve un ami
7. Monastario tend un piège
8. La chevauchée de la terreur
9. Un procès qui finit bien
10. Garcia en mission secrète
11. La situation se complique
12. Un escrimeur chanceux
13. La chute de Monastario
14. L'ombre d'un doute
15. Garcia est accusé
16. Esclaves de l'aigle
17. Le sourire du danger
18. Zorro se bat avec son père
19. La mort truque les cartes
20. Agent de l'aigle
21. Zorro échappe au piège
22. Zorro démasqué
23. Le secret de la Sierra
24. Le nouveau commandant
25. Le renard et le coyotte
26. Adieu, monsieur le magistrat
27. Les complices de l'aigle
28. Zorro par procuration
29. Quintana fait un choix
30. Zorro allume la mèche

31. L'homme au fouet
32. La croix des Andes
33.Les bolas meurtrières
34. Le puits de la mort
35. Le nœud se resserre
36. Les regrets du sergent
37. L'aigle quitte le nid
38. Bernardo face à la mort
39. La fuite de l'aigle

Saison 2

1. Bienvenue à Monterey
2. Zorro fait cavalier seul
3. Le cheval d'une autre couleur
4. La señorita fait son choix
5. Rendez-vous au coucher du soleil
6. Le nouveau régime
7. Œil pour œil
8. Zorro et le drapeau blanc
9. L'embuscade
10. Le farceur
11. La flèche enflammée
12. Zorro se bat en duel
13. Amnistie pour Zorro
14. Les fugitifs
15. La boite en fer
16. Le gai cavalier
17.Tornado n'est plus là
18. Zorro contre Cupidon
19. La légende de Zorro
20. Étincelle de revanche
21. Le père disparu
22. Je vous prie de me croire
23. La broche

24. Zorro et l'homme des montagnes
25. La chasse à courre des Sierras
26. Chasse à l'Homme
27. L'homme venu d'Espagne
28. Un trésor pour le roi
29. Démasquer le tyran
30. Zorro relève le défi
31. Une affaire d'honneur
32. Le Sergent voit rouge
33. Invitation à la mort
34. Les regrets du capitaine
35. Mascarade pour un meurtre
36. Longue vie au gouverneur
37. La diseuse de bonne aventure
38. Señor Chinois
39. Celui qui le trouve le garde

Hors saison

1. El Bandido
2. Adios El Cuchillo
3. À quand le mariage ?
4. Une vieille connaissance

Sommaire

librinova
www.librinova.com

www.ingramcontent.com/pod-product-compliance
Lightning Source LLC
LaVergne TN
LVHW100318210926
848480LV00003B/1170